Für alles ist ein Kraut gewachsen

Wie Bäuerinnen die heilenden Kräfte der Natur nützen

AVA

AVA-Verlag Allgäu GmbH

Für alles ist ein Kraut gewachsen

Wie Bäuerinnen die heilenden Kräfte der Natur nützen

AVA

AVA-Verlag Allgäu GmbH

Verlag:
AVA-Verlag Allgäu GmbH
Postfach 1145 - 87401 Kempten/Allgäu
Telefon: 0831/57142-0 - Fax 79008

Redaktion und Fotos:
Maria Anna Weixler-Schürger

Gesamtherstellung:
KKW Druck GmbH
Porschestraße 2 - 87437 Kempten/Allgäu

Wir müssen tanken,
wenn der Zeiger
auf „Reserve“ steht.
Sonst müssen wir
bald schieben.
Und dabei:
Der wesentliche
Lebenskraftstoff
kostet nichts.

Für alles ist ein Kraut gewachsen, heißt es im Volksmund. Und in der Tat: die Natur bietet uns eine derartige Vielzahl und Vielfalt an Kräutern und Blumen, die uns bei so manchem Alltags-Wehwehchen, aber auch bei Schmerzen und Umwohlsein Besserung und Linderung verschaffen können. Freilich kann man bei ernsthaften Erkrankungen nie auf medizinischen Rat verzichten. Die eine oder andere alternative Behandlungsmethode sollte im Einzelfall vielleicht auch mit dem Arzt abgesprochen werden, denn nur dieser kann - unter Berücksichtigung personenspezifischer Kriterien - entscheiden, was und wieviel gut tut.
Trotzdem ist es ein Faktum: Immer mehr Menschen vertrauen nicht mehr allein der Schulmedizin. Sie wissen um die wunderbare Heilkraft dessen, was in unserer unmittelbaren Umgebung wächst. Unsere Altvorderen wußten manches noch sehr genau, weil sie in allen Bereichen direkter in die Natur eingebunden waren, und daher auch vieles noch aus dem Gefühl heraus instinktiv oder gemäß der Überlieferung richtig machten, obwohl sie wahrscheinlich nicht genau erklären konnten, warum das eine oder andere hilft.
Der moderne Mensch kann über ausführliche Erklärungen zu allen Pflanzen verfügen. Die moderne Wissenschaft hat alles unter ihre Lupe genommen und bietet uns genaue Auskunft über Inhaltsstoffe und Wirkungsweise. Aber erst mit der Zeit machen wir uns wieder mit diesem unbezahlbar hohen Schatz aus Gottes geschaffener Natur vertraut. Wir wenden wieder diese alten Hausmittel an, die auch unseren Vorfahren schon geholfen haben, und die oft sanfter wirken und verträglicher sind als Chemie.
Das meiste Wissen ist freilich noch in den bäuerlichen Familien vorhanden. Dort hat man eigentlich nie aufgehört, „alternativ" zu denken. Arnika oder Johanniskraut fehlte in keinem Haushalt – lange bevor diese beiden Pflanzen von der Medizin entdeckt und regelrecht modern wurden. Früher war der Weg zum Arzt auch weit und Medikamente oft zu teuer. Da hat man eigene Rezepte ausprobiert und das verwendet, was um's Haus herum gewachsen ist.
Was sich bewährte, wurde von Generation zu Generation weitergegeben. Vieles davon umgibt vielleicht aus heutiger Sicht auch

eine Aura des Geheimnisvollen, anderes aber ist logisch nachvollziehbar, weil die Wirkung vieler natürlicher Stoffe vertraut ist. Blüten, Blätter und Stengel sammelt man übrigens am besten im Sommer, am Vormittag und abseits von Straßen. Früher achtete man bei vielen Heilkräutern darauf, daß sie in der sogenannten „Dreißnigst", der Zeit zwischen 15. August und 15. September, gepflückt wurden. Am meisten Wirkung haben außerdem bei zunehmendem, oder noch besser bei Vollmond, gesammelte Kräuter. Das Abfüllen und Lagern nimmt man dann bei abnehmendem Mond vor.

Wer will, kann aber natürlich auch alle Blumen und Kräutlein in der Apotheke kaufen. Manche Pflanzen dürfen ja ohnehin aus Schutzgründen nicht gepflückt werden. Und andere ähneln vielleicht dem Aussehen nach verwandten Pflanzen, die mitunter fatalerweise dann aber eine ganz gegensätzliche Wirkung haben könnten. Vorsicht – und gegebenenfalls der Rat eines Fachmanns – ist also angebracht.

Aus dem reichen Erfahrungsschatz der Bäuerinnen haben wir nun allerlei Rezepte und Hinweise für Gesundheit und Schönheit zusammengetragen, die auf tatsächlichen Alltagserfahrungen beruhen. Da sich manchmal die Herstellungsweise von Haus zu Haus unterschied, haben wir mitunter auch mehrere Zubereitungsarten für ähnliche Produkte in das Buch aufgenommen, um Ihnen, liebe Leserinnen und Leser, die Auswahl zu überlassen.

Bei vernünftigem Umgang mit diesen Salben, Tinkturen, Umschlägen und Bädern aus Pflanzenauszügen werden Sie zu einem neuen Bewußtsein im Einklang mit der Natur kommen. Denn man muß den ewigen Kreislauf der Natur erkennen – der sich tagtäglich vor unseren Augen vollzieht – um auch für sich selbst ein inneres Gleichgewicht und damit Gesundheit zu erlangen und zu erhalten.

Eine allzeit gute Zeit wünscht Ihnen

M. Weixler-Schürger

Inhaltsangabe:

Kräuter

Tees

Tinkturen

Salben und Öle

Für Knochen und Gelenke, Herz oder Kreislauf

Rund um den Honig

SCHÖNHEIT FÜR HAUT UND HAARE

„Ein Recht auf Gesundheit
haben wir nicht.
Aber ein Recht darauf,
nicht allein gelassen zu werden.
Es ist dafür gesorgt,
daß niemand aus der Welt fällt."

Heilkräuter trocknen und aufbewahren

Kräuter werden vor dem Trocknen nie gewaschen. Sammle daher an staubfreien Plätzen! Trockne die gesammelten Kräuter gleich nach dem Pflücken möglichst auf Drahtgeflechten locker verteilt und im Schatten oder in trockenen, staubfreien Räumen (Dachboden)! Erst die getrockneten Kräuter werden zerkleinert, um sie leichter mit anderen zu mischen zu können. Brennessel, Schafgarbe und Beinwurz werden mit einer Gartenschere in kleine Stückchen zerschnitten. Labkraut und andere Blätter können zwischen zwei Händen „zerrebelt" werden. Ausnahme: Misteln schneidet man besser vor dem Trocknen, ebenso Wurzeln.

Nur krachtrockene Kräuter können für den Winter aufbewahrt werden. Am besten eignen sich dafür verschließbare Kartons, Papiersäcke oder Gläser. Vermeide Plastiksäcke, andere Kunststoffbehälter oder Blechdosen! Es ist ratsam, die Kräuter vor Licht zu schützen (dunkle Räume, farbige Gläser)!

So versorgt man sich für den Winter. Die größte Heilkraft aber haben immer noch frisch gepflückte Pflanzen, besonders bei schweren Erkrankungen.

Anita Lang
Frauenbergstr. 7
87645 Schwangau/Horn

Kleine Heilmittelkunde

Löwenzahntee:

Der Löwenzahn sieht im Frühjahr nicht nur toll aus, mit seiner leuchtend gelben Farbe, er eignet sich auch hervorragend für eine Frühjahrskur. Löwenzahntee hat eine blutreinigende Wirkung.

1 TL Löwenzahnblätter mit
1 Tasse kochendem Wasser überbrühen
10 min. zugedeckt ziehen lassen,
abseihen
Täglich 2-3 Tassen davon trinken

Zinnkraut:

Als Kräuteraufguß oder Kompressen für kleinere Wunden:

100 g zerkleinertes Zinnkraut in
1/2 l kaltem Wasser ansetzen
15 min. köcheln lassen
abkühlen lassen

Anmerkung: Zinnkraut = Schachtelhalm

Tomatenblätter:

Tomatenpflanzen auf dem Küchenfensterbrett vertreiben lästige Insekten, besonders Mücken und Wespen.

Bei Mücken- oder Wespenstichen sofort mit Tomatenblätter einreiben oder eine Weile auflegen.

Lindenblüten:

Lindenblütentee ist ein hervorragendes Mittel gegen Erkältungen. Weniger bekannt ist das Lindenblütenbad. Es ist gut zum Entspannen und Erholen.
2-3 Handvoll Lindenblüten mit
3 l kochendem Wasser überbrühen
1/2 Std. zugedeckt ziehen lassen
Den Abguß in die Badewanne schütten und etwa 15 Min. in der Wanne bleiben. Danach etwas ruhen.

Ein paar Tips zum Anbau von Kräutern im Hausgarten

Oft funktioniert dies sehr gut in Mischkultur:

KNOBLAUCH im Erdbeerbeet, weil Knoblauch Pilzerkrankungen abwehrt.

RINGELBLUMEN als Nachbarn für blattlausanfällige Pflanzen, beispielsweise für Bohnen, weil gelb die Lieblingsfarbe der Schwebfliegen ist, deren Larven die Blattläuse verzehren.

LAVENDEL als Randbepflanzung fürs Rosenbeet, weil Rosen in seiner Nachbarschaft erfahrungsgemäß gesünder sind.

AM GARTENTEICH wachsen hervorragend Heilpflanzen wie der BALDRIAN, das MÄDESÜSS oder die ARZNEI-ENGELWURZ. Wenn das Wasser kalkhaltig ist, gelingt es auch sehr gut BRUNNENKRESSE anzubauen.

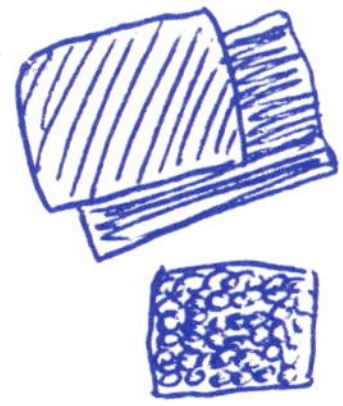

Kräuter-Kissen
für guten Schlaf:

Lavendel und Thymian
in eine Kissenhülle
einnähen (Wände mit
Watte polstern).
Unter den Kopf oder
unter das Kopfkissen
legen.

Hilft wunderbar
durchschlafen und
gibt süße Träume ...

Wenn man nachts nicht
einschlafen kann, weil einem
zuviel durch den Kopf geht,
hilft oft, wenn man den
Bauch mit viel kaltem
Wasser abkühlt. Dadurch
wird dem Gehirn Blut ent-
zogen und die Gedanken
legen sich schlafen....

Gute Nacht!

Vergessene Kräuter

z. B. Gundelrebe

macht sich sehr gut in jedem Salat, hat einen scharf-würzigen Geschmack. Auch in Suppen gut. Mit den blau-violetten Blüten kann man auch schön dekorieren. Gundelrebe wirkt magenstärkend, außerdem stoffwechselanregend und appetitanregend, enthält Vitamin C.

und Löffelkraut

gilt als vitaminreiches Gewürzkraut wie Brunnenkresse oder Schnittlauch. Für Salate, Suppen, Saucen. Wächst gut im Haus und im Garten (sogar im Winter) und hilft für Leber, Galle und Darm (verdauungsfördernd).

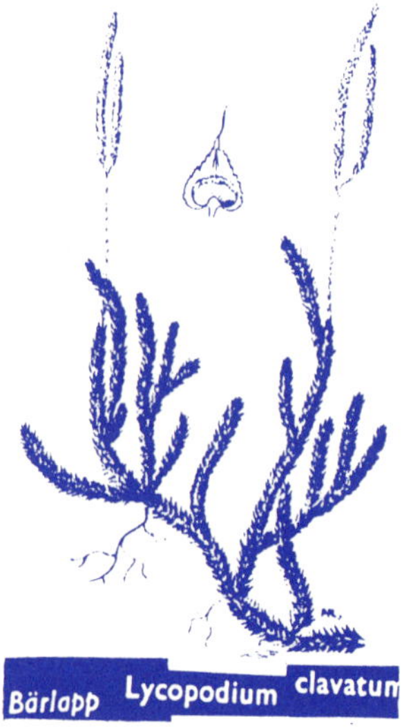

Bärlapp

Wächst an Waldrändern und auf Lichtungen. Man sammelt im August die gelben Blütenkolben. Diese gibt man in eine Flasche, 1/3 Kolben mit Korn auffüllen und an die Wärmestellen. Nach 4 Wochen abseien, zum Gebrauch fertig. Man nimmt bei Prostata 15 Tr. in einem kleinen Glas Wasser. Nach einer Woche sollte eine Besserung eintreten.

Wenn man die Kolben trocknet, z. Beispiel im ausgeschalteten Ofenrohr, fällt ein ganz feines Pulver aus. Mit diesem Puder kann man nässende Wunden trocknen.

- 20 Tropfen Bärlapptinktur auf Brot gibt man Kühen, Rindern und Kalbeln die nicht trächtig werden wollen.
- Eine Ranke Bärlapp extra 1/2 mt lang, ist gut bei Wadenkrämpfen u.s.w. Ist auch in getrocknetem Zustand wirksam.

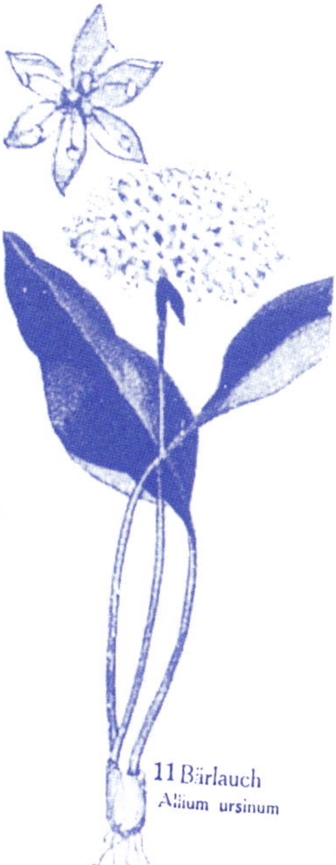

11 Bärlauch
Allium ursinum

Bärlauch

Findet in der Küche und im Heilmittelsektor allergrößte Beachtung. Probiere mal einen warmen Kartoffelsalat, alle Blattsalate und viele Andere, sowie jede Menge Suppen oder einfach auf's Butterbrot. Eine Frühjahrskur mit Bärlauch schmeckt nicht nur gut sondern ist so gesund. Wie er aussieht sehen wir hier links. Wachsen tut er zu Flußlänten und in Auwäldern, aber jetzt komt das „Aber": Du kannst ihn nur ernten vor der Blüte und einfrieren oder trocknen geht auch nicht.

Es gibt eine Konservierungsmöglichkeit: Kleinschneiden, in eine Flasche füllen 1/3 mit Korn auffüllen und 14 Tage an die Wärme stellen. Von dieser Bärlauchtinktur, bei hohem Colesterin wert, 15 Tropfen in ein Schnapsglas geben, Weißwein drauf. und morgens nach dem Aufstehen und Abends vor dem Bettgehen trinken. Aber nur 15 Tropfen, nicht mehr, sonst riecht man das.

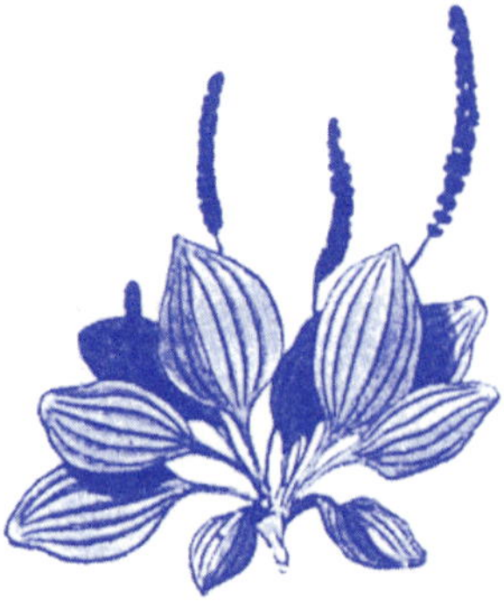

96 Wegerich
Plantago major

Breitwegerich

Er wächst an Gartenwegen, an Pflasterrändern, Feldwegen und Viehweiden. Am Straßenrand gibt es den größten, aber den darfst Du nicht nehmen, denn der ist voller Gift und Staub.

Verwendung findet der Same, der auf den Stengeln sitzt. Sammelzeit ist ende September – Oktober, wenn der Same abfällt. Ich nehme zum sammeln eine Schüssel, die ich unterstelle und die Rispen hineinstreife. Der Wegerich ist so wertvoll, daß es um jedes körnchen schade wär. Dann schwenke die Schüssel, daß die Spelzen obenauf liegen und blase sie weg. Man kann auch durch ein Suppensieb schütteln, Fertig ist der Same, wenn nur noch braune körnchen sind. Der Same muß ganz trocken sein, da er leicht schimmelt.
Jetzt kommt das Schönste für was ist er gut!: Offener Fuß (Unterschenkelgeschwüre, nicht heilende, eiternde Operationswunden oder sonstige Wunden.

Breitwegerichsame

Wie wird er genommen:

Täglich 1x ein Teelöffel gehäuft voll in den Mund nehmen und mit soviel Wasser nachtrinken, bis alle Körnchen geschluckt sind. Wenn der Samen wirkt, werden die Schmerzen am 2.ten + 3.ten Tag schlimmer, auch sondert sich soviel Eiter ab, daß Du 2 oder 3x frisch verbinden mußt. Ab dem 4.ten Tag wird es besser, aber Du mußt mit Einnehmen fortmachen bis die Wunde ganz heil ist.

Wenn Du einnehmen willst? Das ist ganz gleich, halt wenn Du drandenkst. Es kann schon sein, daß der Fuß nach 2 oder 3 Jahren wieder aufgeht, ja dann, dann mußt Du wieder Samen haben, also das Sammeln nicht vergessen.

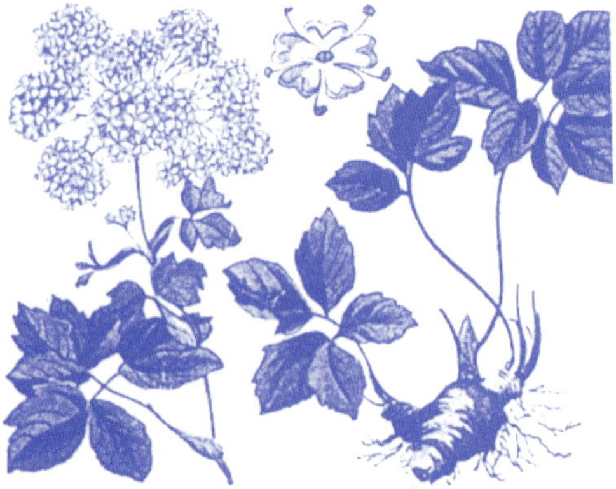

60 Meisterwurz
Imperatoria ostruthium

Meisterwurz auch Bergwurz genannt, wächst hauptsächlich über 1500 meter man gräbt die Wurzeln im Frühjahr, vor der Blüte, oder im Herbst, wenn das Laub schon dürr ist. Die Wurzeln sauber waschen ganz klein schneiden, in eine Flasche füllen. 1/3 Wurzeln mit Korn auffüllen. 4 Wochen an Wärme stellen und abseien. Diese Tinktur hilft Bestens bei Adernverkalkung. Je Morgens und Abends 1 Teelöffel voll in ein kleines Glas Wasser einnehmen. Pfarrer Künzle sagte: „Das reißt den Kalk aus den Adern!"

Die abgeseiten Wurzeln nochmals mit Korn aufFüllen und 4 Eßlöffel dazugeben Honig, das ergibt nach 14 Tagen an der Sonne einen sehr guten Hustensaft. Mehrmals täglich einen Teelöffel voll einnehmen. Aber nur für Erwachsene, da Schnaps

Thymian

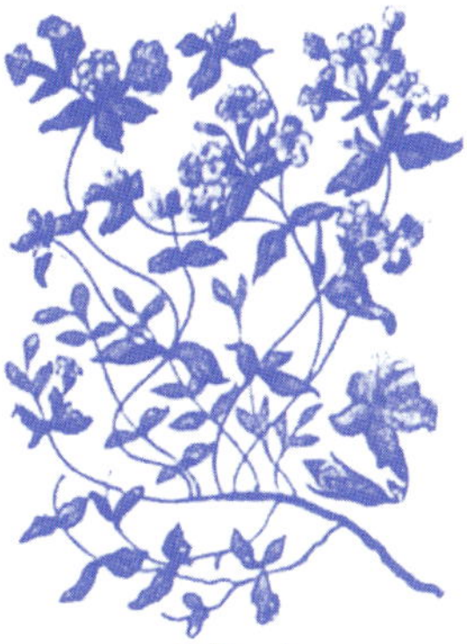

86 Thymian
Thymus vulgaris

Am liebsten wächst er an Feldsteinen am Waldrand, oder auf Ameisenhaufen in Viehweiden, halt da wo kein Dünger hinkommt.

Die kleinen lila Blütchen schneidet man am Besten mit der Schere, mit abreißen gehn die ganzen Wurzeln mit + das wäre schade.

Nun steckt man die Blüten, in eine Flasche mit weitem Hals, halb voll und füllt mit Kornschnaps auf. 4 Woche an die Wärme stellen, abseien, Fertig.

Bei Gelenkschmerzen (Arthritis, Arth-rose) morgens, wenn das Gelenk noch vom Bett so richtig warm ist, fest ein-waschen bis es trocken ist. Abends die schmerzende Stelle, dünn mit Tannenwipfelsalbe einreiben (Rezept folgt)

Nach dem Alkohol (Thymiantinktur) mußt Du mit Salbe kommen, in Ab-stand von zirca 12 Stunden, da man sonst, einen Ausschlag bekommen kann.

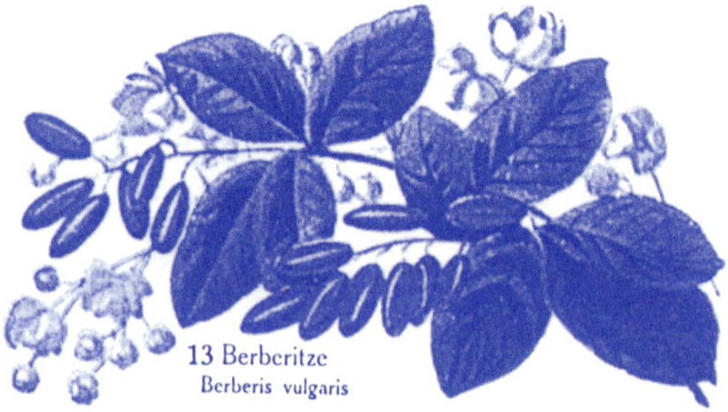
13 Berberitze
Berberis vulgaris

Berberize oder Spitzbeer oder Sauerdorn lie. Fert durch die Rinde ein vorzügliches Gallemittel. Vom Spitzbeerbosche einen dik. ken Stecken absägen die kleinen Ästchen sauber wegschneiden, dann die erste Rinde (grau) und die zweite Rinde (grün) abziehen. Nun kommt die 3 Rinde, die ist goldgelb; diese wird mit dem Messer abgeschabt auf einen Bogen Butterbrotpapier gegeben und ins ausgeschaltete Backrohr, bei zirca 100 gr. getrocknet. Ich habe eine Elektrische Kafemühle, die man ja heute nicht mehr braucht, damit mahle ich die Späne + schütte sie durch ein Feines Teesieb Von diesem Pulver nimmt man an 3 Tagen hintereinander je 1x 1 Messer - spitze mit viel Wasser ein, Achtung nicht im Wasser auflösen sondern trocken auf Zunge schütten und mit Wasser runter - spülen ist Gallebitter.

Gründonnerstagssuppe:

Man nehme frisches Kraut vom

Gundermann
Brennessel
Bärlauch
Wegerich
Brunnenkresse
Gänseblümchen
Vogelmiere
Löwenzahn
und Schafgarbe

und koche daraus eine Suppe.

Ein hervorragendes Mittel zur Blutreinigung!

Gundermann (Allerweltsheil, Grundheil, Wundrebe, Nimmerweh) kann auch zur Wundheilung verwendet werden. Bei Sonnenbrand oder Insektenstichen zerquetscht man die Blätter und legt diese auf.

Zusammen mit Eichenlaub und Wegerich lassen sich auch andere Wunden damit behandeln.

Christine Mayerhofer

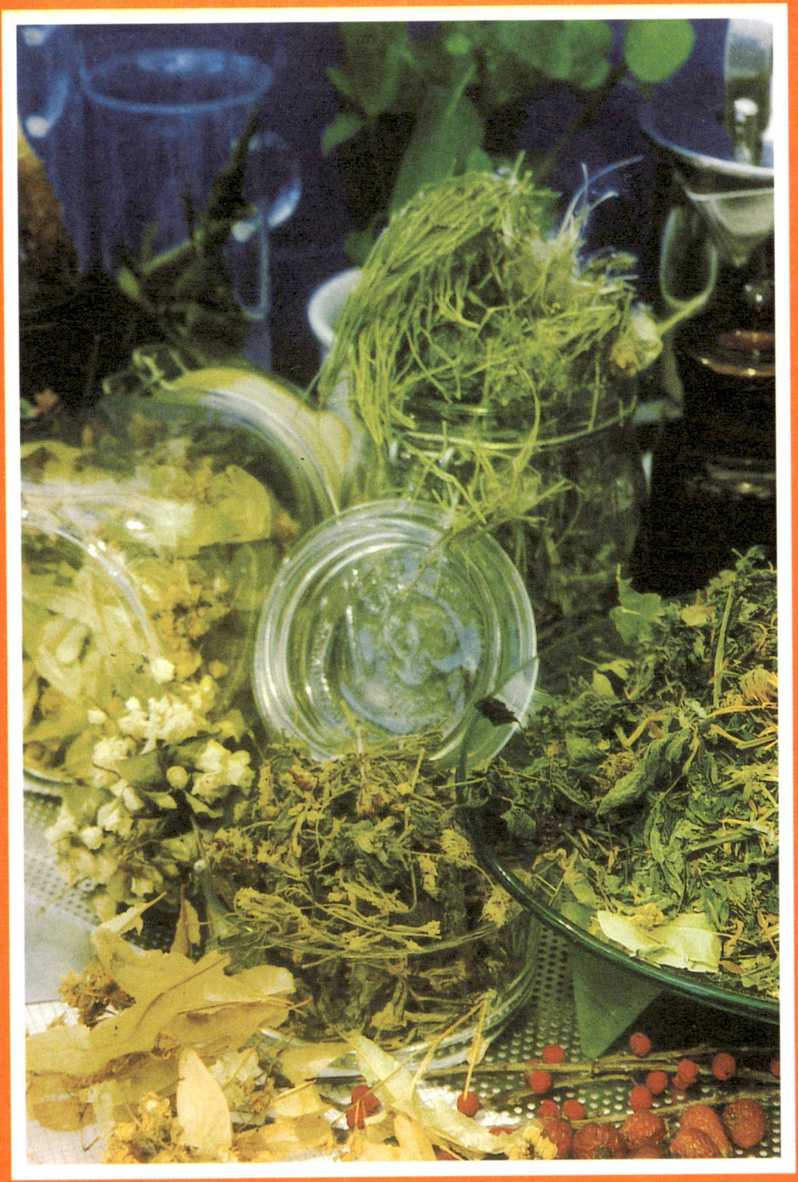

Jeder Tag kann unerwartetes Glück und unerwarteten Schmerz bringen. Alles hat seine Zeit.
Der Dich gemacht hat, weiß auch, was er mit Dir tut.

AUCH UNKRÄUTER SIND GUTE KRÄUTER

Löwenzahn

wächst zwar überall und wird daher kaum beachtet. Er besitzt aber viele Vitamine, hilft Leber und Niere und dient als Blutreinigungsmittel. Für Salat sind die Frühjahrsblätter am besten und gesündesten. Weniger bitter ist er übrigens, wenn man ihn etwas abdeckt.

Brennessel

Sie nerven zwar jeden, weil sie so brennen, aber deswegen sollte man ihre Vorzüge nicht außer acht lassen. Denn in der Brennessel stecken viele Minerale und Vitamine. Und sie wirkt nicht nur blutreinigend, sondern auch bei Frühjahrsmüdigkeit. Die jungen Blätter sind übrigens am besten und wenn man sie mit heißem Wasser spült, brennen sie nicht mehr.

Sauerampfer („Krottenstengel")

Auch hier sind die jungen Blätter wichtig. Man kann sie für Suppen, Saucen und Salate verwenden – bringt einen frischen leicht säuerlichen Geschmack. Wie Brennessel kann man sie auch „verbacken", so zum Beispiel als ....

Sauerampfer - Pfannenkuchen

Dazu Blätter waschen, mit heißem Wasser überbrühen, kleinhacken. Aus Eier, Sahne bzw. Milch, Salz und Pfeffer einen Teig machen. Alles vermischen und braten.

Brennessel - Semmel:

Ebenfalls Blätter waschen, brühen, hacken; aus Mehl (500g), Weizenschrot (250g), 1 P. Backpulver, 100g Butter, Salz, Pfeffer, 3 Eier, 400g Buttermilch einen Teig kneten, runde Semmel formen, mit Eigelb bestreichen; 1/4-Stunde backen.

Estragon

wirkt gegen Hexen, Ungeziefer, verrückte und Drachen. Und hilft auch gegen seelische Ungeheuer, also auch gegen die Wut, die einem die Galle ins Blut treibt. Mit anderen Worten: Es regt den Gallenfluß an.

Rosmarin

gibt Fleisch- und Fischspeisen eine südländische Note. Rosmarin wirkt sehr belebend und ist vor allem für Menschen mit niedrigem Blutdruck wichtig. Früher haben die jungen Mädchen deshalb ein Zweiglein Rosmarin ins Gesangbuch gelegt.... Aus Rosmarintee kann man auch einen Badezusatz machen, es macht munter, hebt den Blutdruck und soll schön machen.

Sauerampfersauce

① Die gut gewaschenen Sauerampferblätter werden in etwas Butter und Fleischbrühe gedünstet. Ist der Saft so ziemlich eingezogen stäubt man zwei bis drei Löffel Mehl darüber gießt wieder Fleischbrühe zu und kocht das Ganze ca. 15. Minuten gibt noch einen Löffel saure Sahne dazu.

Serviertip:

als Salatsauce
zu Fleischgerichte
zu Fischgerichte
mit etwas Zitronensaft

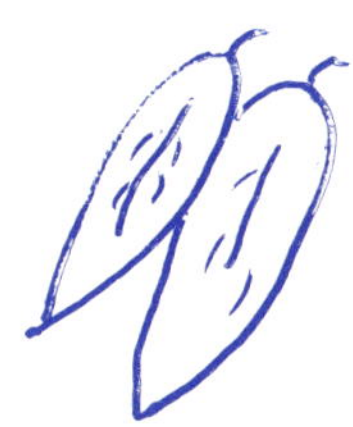

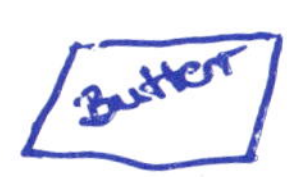

Jäger Stefanie

Von allerlei Wundersamem ...

Unter der Wurzel des Beifußes kann man am Johannistag Kohlen finden, die sich - sofern man die richtigen Worte dazu sagt - in Goldklumpen verwandeln. Ebenfalls am Johannistag muß man die Hauswurz vom Dach pflücken. Und wenn ein Gewitter heranzieht, dann soll man sie ins Feuer legen, das wendet Blitzschaden ab. Als Wetterschutz dient außerdem auch Arnika, vorausgesetzt, man hat sie unter s Dach gesteckt. Das Wetter voraussagen kann zudem mit Ringelblumen. Haben sich die Blüten dieser Pflanze nämlich bis morgens um 7 Uhr nicht geöffnet, dann kann man mit Sicherheit davon ausgehen, daß es am selben Tag noch Regen geben wird.
Wer frisch verliebt ist, sollte folgende Ratschläge beherzigen: Glück in der Liebe hat wer eine Pusteblume auf einmal leerblasen kann, schön wird (zumindestens in den Augen des oder der Liebenden) wer dann wenn es drauf ankommt einen Löwenzahn bei sich trägt und alle Wünsche in Erfüllung gehen dann, wenn man eine Brennessel in der Tasche mit sich trägt. Angenehme Träume verursacht außerdem Anis, sofern er unter s Kopfkissen gelegt wurde. Und die Braut, die bereits ihren Liebsten an der Angel hat, und nun auch dafür sorgen will, in der Ehe die Hosen anzubehalten, die steckte sich etwas Dill in die Schuhe oder die Strümpfe, wenn es ernst wird. Ehelicher Friede bleibe außerdem auch stets erhalten, solange man keinen Efeu im Haus habe. Und wer noch auf der Suche ist, der lege eine Schote mit neun Erbsen hinter eine Türe und

der nächste der darüber tritt, wird den Namen des Bräutigams oder der Braut aussprechen. Erbsen können außerdem auch unsichtbar machen. Dazu muß man sie aber in einer Karfreitagnacht und in einen mit Erde gefüllten Totenkopf säen und diesen Schädel unter der Dachtraufe der Kirche begraben.

Allerlei Krankheiten vertreiben hilft der Wermut. Dazu müße man lediglich die betreffenden Körperstellen unter gläubigem Gebet bestreichen. Krankheiten einschließen lassen sich in Eichen. Dazu ebenfalls den leidenden Teil des Kranken berühren, jedoch mit einem Sargnagel und diesen dann dicht über dem Kopf des zu Heilenden in den Baum schlagen. Angetane Krankheiten verteibt man, in dem man Labkraut, Holder, Wacholder und Sonnentau mit Faulbaumrinde zusammenbindet und das Bündel über den Rücken an einen Ort wirft, an den man nie wieder kommt.

Am besten aber ist es wohl, man sorgt gleich vor, so daß man überhaupt erst gar nie krank werden kann. So sollte man einem Kind in den allerersten Brei, den es zu essen bekommt, einige Lindensprossen rühren - dieser Mensch wird sein Lebtag lang vor Zahnschmerzen geschützt bleiben. In der Neujahrsnacht soll man außerdem Hagebutten pflücken und diese bei Freunden und Verwandten durchs Fenster werfen. Wenn diese dann die Hagebutten auch noch essen, so bleiben sie bestimmt das ganze kommende Jahr vor Krankheiten und Unfällen verschont. Bis in die heutigen Tage hat sich außerdem der Brauch erhalten, zum Schutz vor Kreuzschmerzen, Gicht oder Rheuma stets eine Kastanie in der Tasche zu tragen.

Brennesselspinat

Man sammelt eine Schüssel voll Brennesseln, wäscht sie in lauwarmen Wasser, dann kocht man sie mit wenig Wasser. Nun gibt man das ganze in einen Fleischwolf, und dreht es durch, dann macht man eine kleine Mehlschwitze und gibt den Spinat zu, und läßt es dann nochmals leicht aufkocheln.

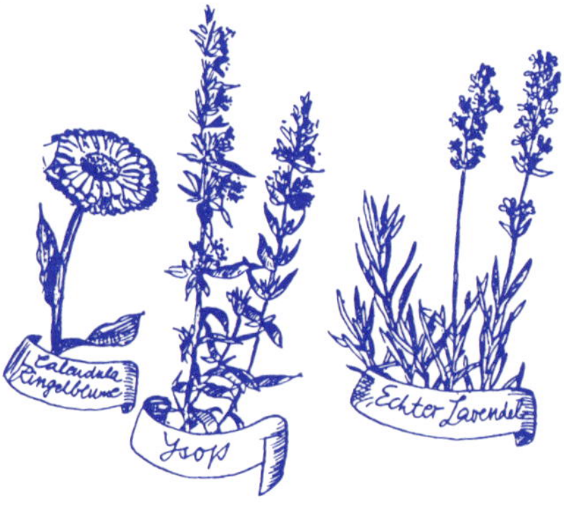

Friederike Schaber

Tees zur Blutreinigung

Um nach der Winterzeit den Stoffwechsel wieder richtig in Schwung zu bringen sollte man Blutreinigungstee trinken

20 g Birkenblätter
20 g Wacholderbeeren
20 g Pfefferminzblätter

Von dieser Mischung einen Teelöffel voll mit etwa 150 ml heißem Wasser übergießen. In der abgedeckten Tasse zehn Minuten ziehen lassen, dann abseihen und den Tee in kl. Schlucken trinken.

Um eine Besserung des allgemeinen Wohlbefindens zu erreichen, sollte man 2-3 Wochen immer morgens 1 Tasse von diesem Tee trinken.

Claudia Mair

Samеln, Trocknen und Lagern von Tees

Tee nie vom Straßenrand pflücken am besten auf der Bio-Wiese-Garten usw.
Die Blütentees werden an den sogenannten Licht-Blütetage gesammelt und zwar kurz nach dem Aufblühen der Blüte, genauso werden die Blatt-tees an den Lichtblütetage gesammelt und zwar um die Mittagszeit bei Sonnenschein. Rinden sammelt man an Erdtagen und Wurzeln an Wurzeltagen.

Alle Tees auf sauberem Papier an einem schattigen Ort (Bühne) trocknen, ab und zu wenden.
Wir trocknen den Tee zum Schluß 1 Tag neben dem Küchenherd nach und füllen ihn in große Gläser ab. Damit der Tee nie schimmelt nehmen wir die Zeit des abnehmenden Mondes, zum abfüllen.

Erika Rachini

Gesundheits-Tee

50 g Lindenblüten
50 g Zinnkraut
50 g Salbeiblätter
30 g Brombeerblätter
30 g Ackerstiefmütterchenkraut

Alles trocknen und dann je einen Eßlöffel Kräutermischung mit Viertel Wasser überbrühen und ziehen lassen.
Nicht Wunder, denn Linde und Salbei stärken die Abwehrkräfte, und Zinnkraut und Ackerstiefmütterchen regen die körpereigene Ausscheidung an.

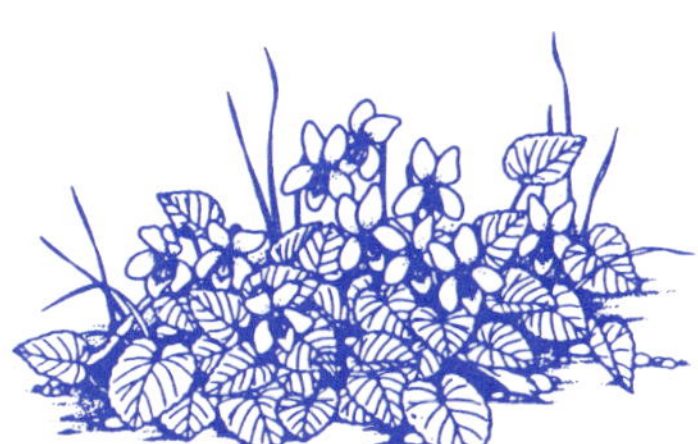

Erkältungstee (Grippetee)

Auch gegen Husten allein wirksam

Teerezeptur:

Thymiankraut 30,0
Huflattichblätter 20,0
Fenchelfrüchte zerstoßen 15,0
Königskerzenblüten 15,0

Zubereitung:

2 Teelöffel von dieser Mischung werden mit 1/4 Liter kochendem Wasser übergoßen und zugedeckt 10 Minuten lang ziehen lassen. 1 Teelöffel pro Tasse ist empfehlenswert.

Thymiankraut ist desinfizierend, krampf- und schleimlösend

Huflattichblätter lindern durch ihren Schleimgehalt den Hustenreiz und erleichtern das Abhusten durch Aktivierung des Flimmerepithels in den Bronchien

Königskerzenblüten verflüssigen durch ihren Saponingehalt den zähen Schleim

Fenchelfrüchte unterstützen durch ihren Gehalt an ätherischen Ölen die Gesamtwirkung

Der Tee sollte nicht länger als 4-6 Wochen pro Jahr und nicht während der Schwangerschaft und Stillzeit getrunken werden. Bei Bedarf kann man den Tee in der Apotheke zusammenstellen lassen

Judith Mang

Tees helfen immer!

Huflattich bei Husten, Verschleimung, Staub-lunge, Asthma

Heidelbeere bei Ent-zündungen im Mund, Hals und Rachen und auch bei Durchfällen.

Weißdorn bei Alters-beschwerden, Überan-strengung, Hetze und Herzschwäche

Eichenrinde bei schlecht heilenden Wunden, Frostschäden und Hämorridhen.

Holunder-Tee

Zutaten:

3 Teel. getrocknete Holunderblüten

1/4 ltr. kochendes Wasser

1 Teel. Honig

Zubereitung:

Holundertee in einen Becher geben, Wasser darübergießen, 10 Min. ziehen lassen. Durch ein Sieb in ein vorgewärmtes Teeglas gießen, mit Honig süßen.

....

Holunder-Saft

Zutaten:

1 kg reife Holunderbeeren

100 gr. Zucker

Zubereitung:

Holunder entstielen, unreife Früchte entfernen (Saft wird sonst bitter), im Dampfentsafter entsaften. Heiß in Twist-off-Flaschen abfüllen, Flaschen randvoll füllen, stehend dunkel und kühl aufbewahren.

Annemarie Albrecht

Birkenblättertee

2 Teelöffel Birkenblätter werden mit 1/4 Liter kochendem Wasser übergossen und nach 10 Min. abgeseiht.
6 bis 8 Wochen lang täglich 3 Tassen getrunken ergibt die beste Entwässerungskur.
Kann man auch aus jungen, frischen Blättern zubereiten. Dann braucht man allerdings (gewichtmäßig) das Zehnfache an Blättern und muß den Tee mit kalten Blättern ansetzen bevor man ihn erhitzt.
Honig mildert den herben Geschmack!

Venen-Tee

gegen Venenbeschwerden,
Geschwüre, Krampfadern

Man stelle dazu eine
Mischung her aus
Ringelblumen, Rosmarin,
Waldmeister, Honigklee
und Johanniskraut.

Alles zusammen in Wasser aufkochen, ungefähr zehn Minuten ziehen lassen und diesen Tee dann mehrmals täglich trinken.

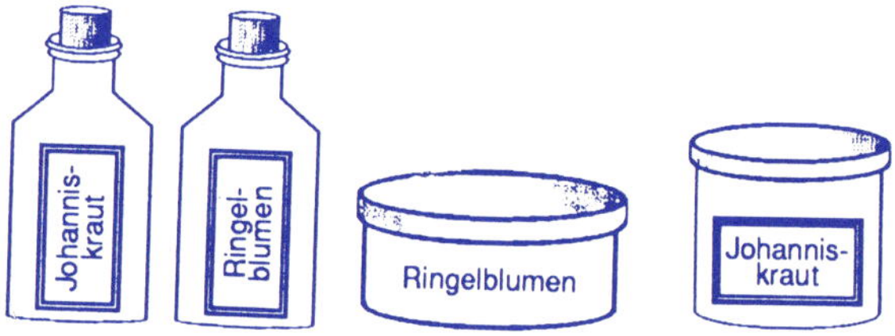

Fiebertee

2 Handvoll Rosenblätter (weiße)
" Schwarzjohanisbeerzweiglein (ganz kleine)
" Schlüsselblümchen
1 Handvoll Schwarzholderzweiglein
1 Handvoll Hagenbutten
1 " Märzveilchen
3 Dolden Roten Holder abberlen
1 Handvoll Heckenrosenzweiglein (ganz kleine)
2 große Handvoll Heckenrosenbluten
1 Handvoll Himbeerblätter
" Brombeerblätter
" Erdbeerblätter

alles im Frühjahr pflücken und im Schatten trocknen.
Huflatichbluten im Frühjahr pflücken und trocknen, für den Husten als Tee verwendbar.
Schwarze Johanisbeerblätter, als Fiebertee am besten (in der 30 nigst) zwischen 15. August und 15. September gepflückt und getrocknet

von Oma

Frieda Schmälz 1970

Holzäpfel

Zu jedem Bauernhof gehörte früher der Holz=apfelbaum. Die sehr kleinen - sauren Äpfel wurden in Scheiben geschitten auf einer Schnur auf gereiht und getrocknet. Davon wurde dann bei fiebrigen Erkrankungen ein Tee gekocht

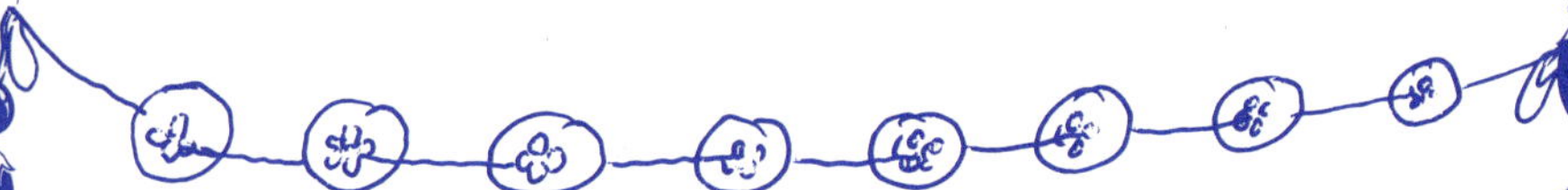

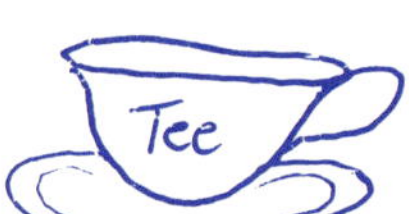

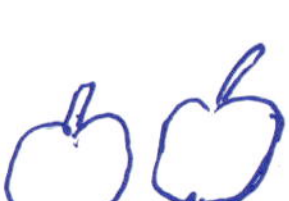

Apfeltee

beruhigt die Nerven und gibt guten Schlaf:

Apfelschalen von ungespritzten Äpfeln trocknen:

1 Tasse getrocknete Apfelschalen

1 Liter Wasser.

Die Apfelschalen kalt ansetzen und 10-15 Minuten mäßig kochen.

In der ersten Hälfte des Lebens opfert der Mensch die Gesundheit, um Geld zu verdienen.

In der zweiten Hälfte seines Lebens opfert der Mensch sein Geld um die verlorene Gesundheit wieder zu verlangen.

Berta Dienz

Für die kalte Jahreszeit

Vorbeugender Kräutertee:

Gleiche Mengen von zerschnittenen oder zerdrückten Lindenblüten, Holunderblüten, Erdbeerblättern, Brombeerblättern, Himbeerblättern, Fenchelfrüchten und Hagebutten ohne Kerne.

Zubereitung für eine Kanne Tee (etwa 1 Liter):

2-3 gehäufte Eßlöffel mit kochendem Wasser übergießen und 1/4 Stunde ziehen lassen. Dann den Tee langsam und schluckweise trinken. Wer es mag mit Zitrone oder Honig.

Als Haustee für die ganze Familie morgens und abends wärmstens zu empfehlen.

Diese Teemischung kann man sich auch in der Apotheke zusammenstellen lassen.

Judith Mang

Tee von schwarzen Johannisbeerblättern

=> Gut gegen Keuchhusten od. allgemein Husten

Die Blätter sammelt man immer nach der Blüte, und läßt sie dann auf weißem Papier im Schatten trocknen.

Zubereitung:

Wasser kochen lassen, einen kurzen Moment auf die Seite stellen und dann über die zerkleinerten Blätter gießen. Wenn der Tee etwas abgekühlt ist, gibt man noch etwas echten Honig dazu. Wenn der Hustenreiz kommt immer einen Schluck warmen Tee trinken.

Anita S.

Salbei-Tee

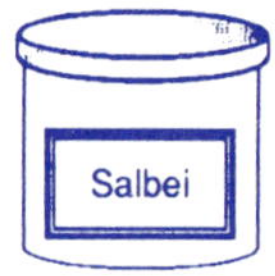

Diesen Tee sollte man eigentlich immer trinken, dann fehlt einem nie etwas.
Salbei-Tee ist der beste Gesund-Macher und Gesund-Erhalter überhaupt.
Salbei hat darüberhinaus besondere Wirkung bei Schwitzbeschwerden in den Wechseljahren.
Hochdosierten, langgezogenen, zugedeckten Salbeiblätter-Tee dann schluckweise trinken.
Salbei-Tee ist auch gut zum Gurgeln bei Entzündungen im Mund, Hals oder Rachen.
Beugt außerdem auch Erkältungen vor.

Gicht-Tee

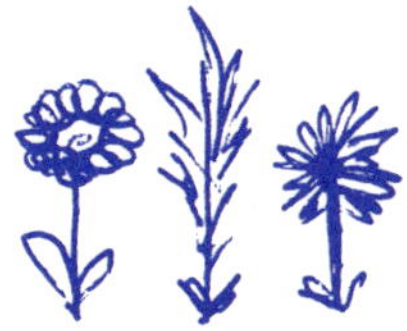

15 g Brennessel
10 g Schlüsselblume
15 g Spitzwegerich
20 g Ringelblume
20 g Schafgarbe
10 g Zinnkraut

Wers nicht findet,
kann es in der Apotheke
besorgen.
8 Teelöffel Kräuter auf
2 Liter Wasser, über den
Tag verteilt trinken.

S. B.

Unruhiger Schlaf bei Kindern.

Wenn sich Kinder im Schlaf hin und her wälzen und keine Ruhe finden hilft ein Lindenblütenbad augenblicklich. Man füllt einen 10 Liter Eimer halb mit Lindenblüten an und läßt diesen Ansatz 12 Stunden mit kaltem Wasser stehen. Wennmöglich die Lindenblüten im prallen Sonnenschein pflücken. Diesen Kräuterabsud gibt man in ein wohltemperiertes Bad. 20 Minuten Badedauer.

Lang Anita
Frauenbergstr. 7
87645 Schwangau/Horn

Schlüsselblumentee

Gut für Nerven und für guten Schlaf. Schlüsselblumen im Frühjahr sammeln und trocknen. Eine Handvoll für 2-3 Tassen Tee aufkochen. Kann man auch gut mischen, etwa mit Johanniskraut, Lavendel, Hopfen oder/und Baldrian. Hilft auch bei Verstimmungen und leichten Depressionen.

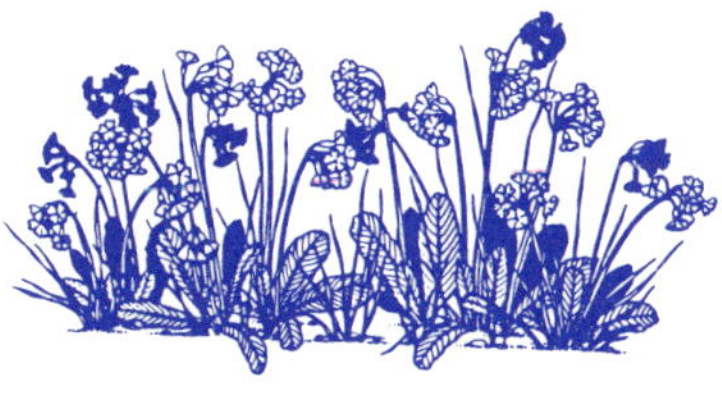

[illegible]

Bei vielen Krankheiten sollte man WICKEL beherrschen.
Bei Fieber z.B. Quarkwickel (auch für Kinder). Dazu Quark mit etwas Essig und Milch streichfähig machen und ca. 1-2 cm dick auf Tuch streichen, dann um die Waden binden und zudecken, bis es heiß ist, drauflassen.
Bei Fieber aber auch bei Nervosität und Schlaflosigkeit helfen Essigwickel. Dazu Wasser und Essig ca. 2:1 mischen und Socken (Kniestrümpfe) darin tauchen

dann anziehen. Ca. für eine Stunde, dann erneuern. Dabei gut zudecken. Hilft auch bei schlecht durchbluteten Armen oder Füßen.

Helfen tun auch Senfwickel. Dazu Senfsamen zerstoßen (ca. 3 Eßlöffel) und mit ebensoviel heißem Wasser brühen. Dann das Senfmehl auf Tuch streichen und auf die Brust legen bis sich die Haut rötet (maximal halbe Stunde).
Hilft gegen Bronchitis aber nicht zu oft anwenden.

Hier ein kleiner Auszug aus dem Büchlein

„Sei praktisch"

1000 Winke für die Hausfrau

Auflage aus dem Jahr 1949

Haustee: Man sammelt bei trockenem und sonnigem Wetter die Blätter von Erdbeeren, Brombeeren, Himbeeren, Hagebutten, Schlehdorn und Heidelbeeren. Sie werden im Schatten getrocknet, dann zerrieben und aufbewahrt. Auf 1 l Wasser nimmt man 1 Eßlöffel und läßt den Tee 5 Minuten ziehen.

Apfeltee: Man trocknet gesunde Apfelschalen. Der Tee ist bekömmlich, durststillend, erfrischend und verdauungsregulierend.

Mundwasser herstellen: Man kocht Salbei ab und läßt den Aufguß erkalten. Dieses bekömmliche Mundwasser stärkt und desinfiziert das Zahnfleisch.

Abführmittel: Man gebe morgens nüchtern 1 - 2 Teelöffel gepulverten Milchzucker in etwas halbwarmes Wasser. Die Wirkung ist durchaus mild.

Gesichtsfalten und Runzeln: Man nehme täglich Gesichtsdampfbäder.

Zwiebeln schneiden ohne Tränen:
Man stelle sich in Zugluft!
Oder schneide die Zwiebeln in einem mit Wasser gefüllten Suppenteller.

Zum Schmunzeln:
Nichtrostende Messer braucht man nie zu putzen.

G. Knoll

Sefter = Sadebaum, Pfitzer-Wacholder (Juniperus sabina)

Man verwendet das unangenehm riechende Kraut als Arzneimittel gegen Feigenwarzen, bei Nervenschmerzen und Lähmungen. Da Sade ein gebärmutterwirksames Mittel ist, wurde es früher für Abtreibungen verwendet.

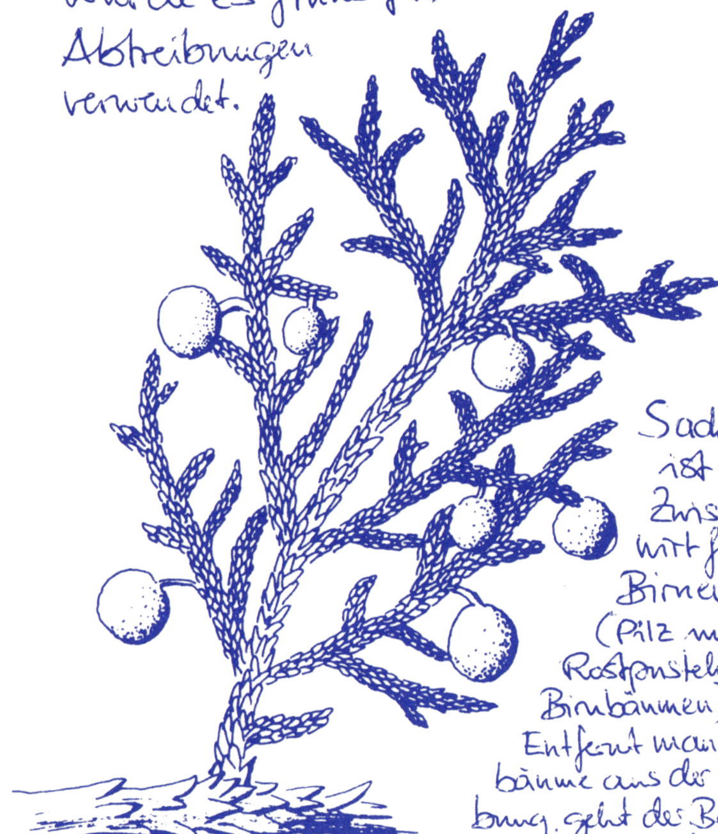

Sadebaum ist übrigens Zwischenwirt für Birnenrost. (Pilz mit roten Rostpusteln auf Birnbäumen). Entfernt man Sadebäume aus der Umgebung, geht der Befall zurück.

Der Mensch
kann nicht
tausend Tage
gute Zeit
haben,
so wie die Blume
nicht
hundert Tage
blühen kann.

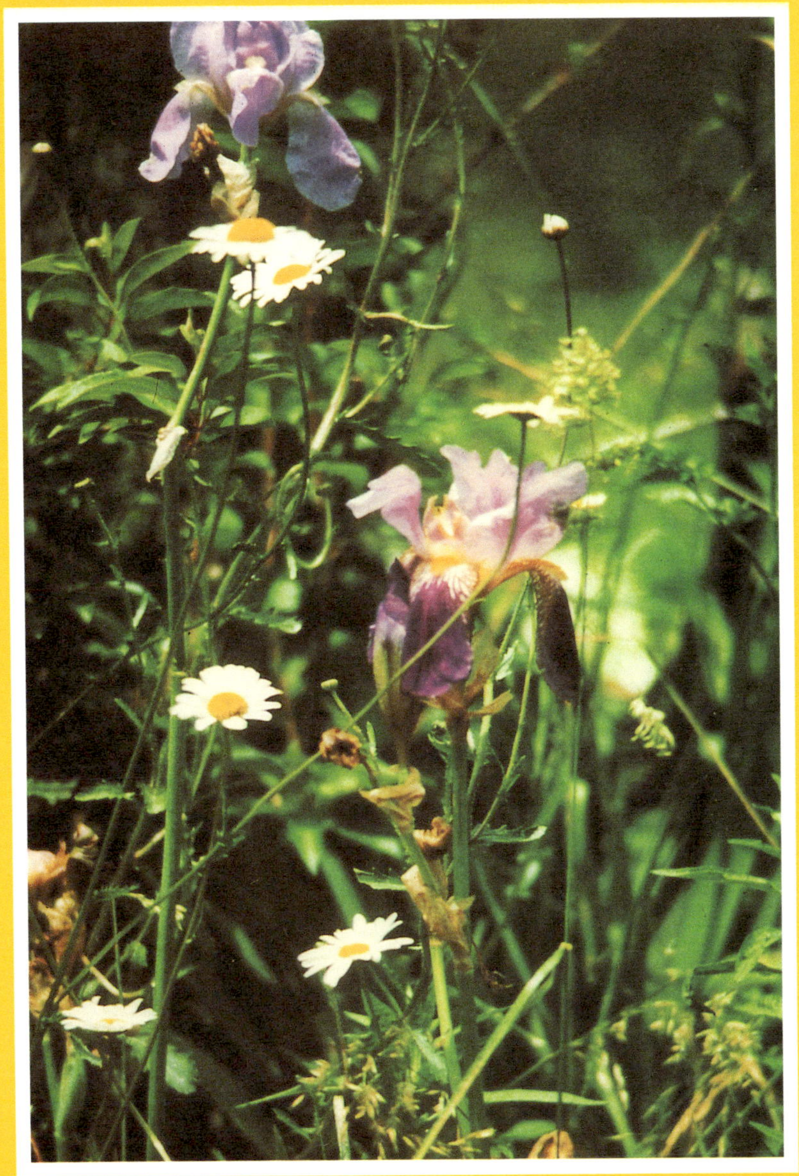

Stolpersteine auf dem Weg erzwingen die notwendigen Ruhepausen, zwingen zur Besinnung. Oft ist erst in den Folgen des Unerklärlichen sein Sinn verborgen.

Arnika - Tinktur

Volksnamen: Wohlverleih, Wund-
kraut, Johannisblume.

Vorkommen: In den Alpen und im
Alpenvorland.
Auf mageren Hängen
und ungedüngte Wald-
wiesen.

Die Arnikablüten mit der dreifachen
Menge Schnaps oder Alkohol ansetzen.
An einen hellen, etwas sonnigen Platz
stellen und ziehen lassen ca. 2 Wochen.

Heilanzeige:

Umschläge bei Schwellungen, Verrenkung
Zur Desinfektion von Wunden.

Andrea B. Hüttenberg

Arnika-Tinktur

Man füllt eine farblose Flasche zu einem Drittel mit frischen Arnikablüten, zu zwei Dritteln mit Weingeist und stellt sie 10-14 Tage ans Fenster. Dann gießt man die Flüssigkeit in eine andere Flasche ab und erhält so eine Tinktur, die man äußerlich anwenden kann. Für die innerliche Anwendung nimmt man statt Weingeist besser Weinbrand und läßt die Arnikablüten nicht länger als 10 Tage in der Flasche. Doch trinke man davon nur einmal am Tag jeweils 10 Tropfen in einem Likörglas Wasser und dies auch nur in Fällen, wo es ausdrücklich geraten wird.

J. B.

Ansetzen von Arnika

Eine feste Handvoll Blüten in
½ l Isopropanol 70% ansetzen,
14 Tage in die Sonne stellen,
dann abseihen.
Bei Prellung, Verstauchung,
Zerrung Quetschungen mehrmals am
Tag damit einreiben. 1 mal am Tag
mit erstgepressten Olivenöl ein-
reiben, damit die Haut nicht
austrocknet.

Finkel Vefi

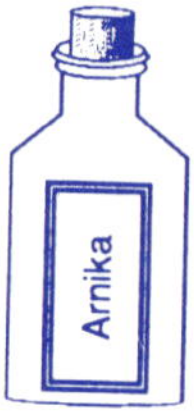

ARNIKA

ist ein Alleskönner.

Er hilft nicht nur bei Prellungen und Verstauchungen.
Er macht auch schöne Beine und gibt straffe Haut.
Er wirkt gegen Krampadern, denn die Haut wird durch Arnika mit Sauerstoff versorgt und damit der Stoffwechsel angekurbelt.
Er hemmt auch Entzündungen.
Und er wirkt gegen schlaffe Haut an Busen und am Bauch.
Er verhindert außerdem auch das „Welkwerden" der Haut.

Arnika-Melissen-Tinktur

Arnika aus der Apotheke und Melissenblätter vom Garten lagenweise in ein Einmachglas geben, 40 %igen Alkohol darüber gießen bis die Blätter und Blüten gut abgedekt sind. Gut verschließen und 4 Wochen in die Sonne stellen. Durch ein Leinentuch seihen.

Die Tinktur ist nur äußerlich verwendbar!

Ein Universalmittel gegen:

Muskelkater; Rheuma; Ischias; Blutergüsse; Quetschungen und schlechtheilende Wunden.

Bei Herzbeschwerden ein Tempo-Tuch mit der Tinktur durchnäßt aufs Herz gelegt, bringt in kürzester Zeit Wohlbefinden und Schmerzfreiheit

H.Spr.

Schafgarben-Tinktur

Frische Blüten und ein wenig Kraut der Schafgarbe werden mit der gleichen Menge Weinbrand angesetzt und nach 4 Tagen abgegossen. Bei getrockneter Schafgarbe genügt für den Ansatz ein Drittel. Davon sind täglich einmal 10 Tropfen auf Zucker oder in einem Likörglas Wasser besonders Frauen zu empfehlen.

Hagebutten-Tinktur

Für diese Tinktur, die nach 8 Tagen gebrauchsfertig ist, verwendet man zerdrückte Hagebutten und Weinbrand. Davon nimmt man bei Nierenleiden einen Eßlöffel voll in einer Tasse Tee oder 5-8 Tropfen auf Zucker.

J. B.

Löwenzahn-Tinktur

Die Löwenzahn-Tinktur hat sich vor allem bei Lebererkrankungen bewährt. Die Flasche wird dabei bis zur Hälfte locker mit frischen Löwenzahnblätter gefüllt und mit Weingeist vollends aufgegossen. Sie sollte nun 10 Tage im Licht, wenn auch nicht direkt am Fenster oder in der Sonne stehen, bevor der Ansatz gefiltert wird.

Bei Bedarf nimmt man davon täglich einmal nach dem Essen 15 Tropfen in einem Likörglas Wasser.

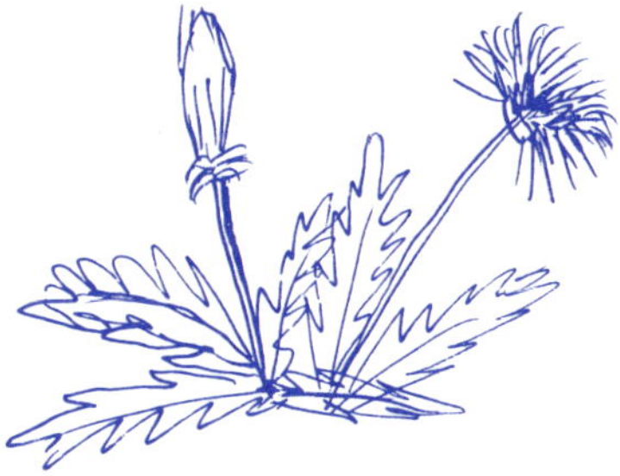

J. B.

Holunder-Tinktur

Holunder-Tinktur läßt sich auf verschiedene Weise herstellen:
Entweder man füllt die Flasche zu einem Drittel mit Holunderblüten sowie zwei oder drei -blättern und zu zwei Drittel mit Weinbrand und setzt dies 10 Tage an, oder man verwendet ein Viertel schwarzer Holunderbeeren und drei Viertel Weinbrand und stellt das Ganze sechs Tage ans Licht. Von beiden Tinkturen kann man jeweils zehn Tropfen auf Zucker oder in einem Likörglas Wasser einnehmen.
Zur äußeren Anwendung bei Schwellungen, Verrenkungen, Prellungen und Sehnenzerrungen empfiehlt es sich, die Blüten u. Blätter 14 Tage mit Weingeist anzusetzen.

J. B.

Johanniskraut-Tinktur:

Man gibt 100 gr. getrocknetes Johannis-
kraut (nur das obere Drittel) in eine
weithalsige Flasche, übergießt mit
1/2 Liter 68%igen Weingeist, läßt
die Flasche 10-14 Tage an der Wärme
ca 20°C stehen, filtert dann ab und
verdünnt das ganze mit 1/2 Ltr.
abgekochten, kalten Wasser.
In kleine Tropf-Fläschchen füllen und
bei Bedarf drei bis fünfmal täglich
je 10 bis 15 Tropfen in etwas Wasser nehmen.

Verwendung: bei Zittern der Glieder,
Nervenschwäche, Schlaflosigkeit
Nervenentzündung, Neurosen

HSpr.

Fichtenspiritus:

Eine Flasche zur Hälfte mit Trieben einer jungen Fichte füllen, dann mit Franzbranntwein vollgießen. Gut verschlossen 2 Wochen in der Sonne (auf Fensterbank) stehen lassen. Zum aufbewahren durch ein Sieb oder Tuch gießen.

Bis zum Gebrauch gut verschlossen halten

des hilft dei ohne Flax
b'sonders wenn ei'' schmiert
der Liebe Schatz

M. Ritter

Farngeist:

Achtung: nur zur äußerlichen Einreibung

Im Frühjahr sammelt man die jungen, noch eingerollten Blätter.
Man gibt 100 gr. davon in eine weithalsige Flasche und füllt mit Weingeist 68% oder Spiritus auf, bis die Triebe gut bedeckt sind. Stellt die Flasche für 3 Wochen an die Wärme 20°C, dann abfiltern und schon ist der Farngeist fertig, der in keiner Hausapothe fehlen sollte.

Verwendung: bei Hexenschuß, Ischias blauen Zehen und Gliedern, bei rheumatischen Muskel- u. Gliederschmerzen. Er verhindert Eiderbildung u. läßt keine Geschwüre aufkommen. Bei Kopfweh die Stirne einreiben

H. Spo.

Alles mit Knoblauch!

Schnaps! 10 Knoblauchzehen mit 1 l klarem Schnaps aufgießen 14 Tage stehen lassen. Jeden Tag ein Gläschen trinken. Das ist die beste Medizin um 100 Jahre alt zu werden.

Knoblauchessig!

10 große Zehen, Dill, Salbei, Tymian mit 1–2 l Obstessig aufgießen. Kann nach 3 Tagen verwendet werden.

Eingelegter Knoblauch!

150 ml Weißweinessig, 150 ml Wasser, 1/2 Teel. Zucker, 1/2 Teel. Salz, alles mit 20 Pfefferkörnern aufkochen. 1 Zweig Dill, 2 Zw. Zitronenmelisse, 2 Zw. Salbei, 1 Eßl. Wacholderbeeren u. 250 g geschälte Knoblauchzehen, 3–5 Min. alles kochen lassen. In Gläser abfüllen, abkühlen lassen, dann 1 cm mit Öl aufgießen. Verschließen! Nach 14 Tagen eßbar. Wenn die Zehen gegessen sind, verwendet man die Essigbrühe zum Würzen von Kartoffelsalat. Schmeckt ausgezeichnet.

124 Vera Endres

Knoblauchtinktur

20 g geschälte Knoblauchzehen mit einer Gabel zerdrücken, in ein Porzellangefäß geben u. mit 100 ml 38 % igem Alkohol übergießen. Das Gefäß gut verschlossen, ca. 10-15 Tage an einem warmen Ort stehen lassen. Täglich ca 1-2 mal durchschütteln. Anschließend die Flüssigkeit durch einen Kaffeefilter abgießen u. in eine braune Tropfflasche füllen.

10-20 Tropfen täglich vor dem Mittagessen beugen Arteriosklerose u. Infektionskrankheiten vor, wirken blutreinigend u. blutdrucksenkend.

Rosi Doble

MELISSENELIXIER

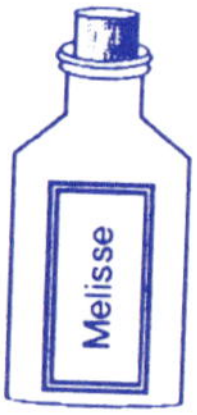

50 g frische Melissenblätter
1 Liter Weingeist
150 - 200 g Zucker
300 g Wasser

Melissenblätter und Weingeist ziehen lassen, ca. 2 Wochen. Dann abgießen, ausdrücken, und Alkohol mit Zuckerwasser mischen. Umrühren und abfüllen.

Ein Gläschen in Ehren
vertreibt Kopfschmerz, Nervosität und Schlaflosigkeit.

Löwenzahn-Magenbitter

35 voll erblühte Löwenzahn-
Blütenköpfe mit
1 Liter Korn und
etwas Kandiszucker
ansetzen und 2 Wochen
in der Sonne ziehen lassen,
dann abfiltern. Je mehr
Kandiszucker man dazu
gibt, desto weniger herb
wird der Magenbitter. Man
kann ihn auch ohne
Kandiszucker machen,
wenn man es mag.

Agathe Lau

Ringelblumen-Schnaps

Zirka 2 Handvoll Ringelblumenblüten abzupfen, das Innere wegwerfen, weil es in Alkohol giftig wirkt. Blüten in eine Flasche geben, mit Korn auffüllen und etwa 8 Wochen an einem hellen Ort ziehen lassen.
Ab und zu schütteln und dann filtern und abfüllen.

Hilft bei Magenverstimmung.

Agathe Lan

Schwedenbitter

10 g Aloe od. Enzianwurzel
5 g Myrrhe
0,2 g Safran
10 g Sennesblätter
10 g Kampfer (Naturkampfer)
10 g Rhabarberwurzel
10 g Zittwerwurzel
10 g Manna
10 g Theriak venezian
5 g Eberwurzwurzel
10 g Angelikawurzel

Die Schwedenkräuter setzt man mit 1 1/2 l 38 - 40% igen Korn od. Obst-Branntwein in einer 2 Liter Flasche an und läßt sie 14 Tage in der Sonne od. Herdnähe stehen. Täglich schütteln. Man füllt die Flüssigkeit in kleine Flaschen, die man gut verschließt und kühl aufbewahrt.

Renate Kunz

HEILKRÄUTER - TINKTUR

gegen verschiedene innere u. äußere Krankheiten

R E Z E P T:

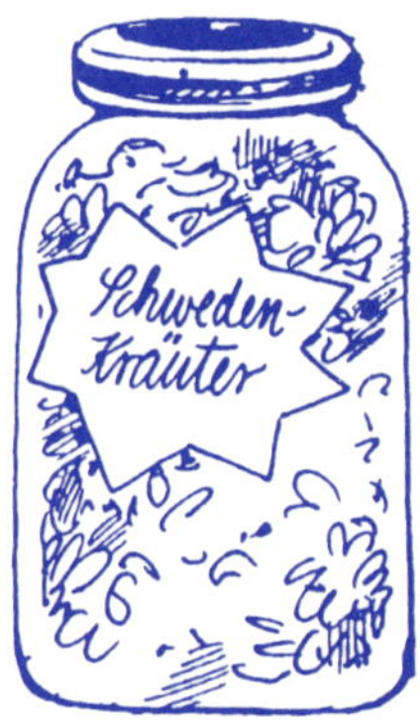

Aloe suelle	30	g
Angelika	15	g
Camphora	15	g
Eberwurz	7,5	g
Enzian	7,5	g
Manna	30	g
Myrrhen	7,5	g
Rhabarber	15	g
Safran (oriental.)	2	g
Sennesblätter	15	g
Theriak (venezian.)	15	g
Zitwer (= Ingwer)	15	g
	174,5	g

Dies alles fein stoßen, in ein Liter starkem Korn-Branntwein mischen (gewöhnlicher Branntwein ist wertlos), 14 Tage stehen lassen, täglich umrühren und dann durch ein feines Teesieb oder Seihtuch ablassen.

KRAFT UND WIRKUNG:

Diese Kräuter-Tinktur, welche in Schweden bei einem berühmten Arzt nach seinem Tode unter seinen Schriften gefunden wurde, wird darin für ein sicheres Mittel empfohlen, das Leben zu verlängern. Dieser Arzt, der selbst 104 Jahre alt wurde, brachte mit seiner Tinktur das Leben seines Großvaters auf 136 Jahre, seines Vaters auf 113 Jahre und seiner Mutter auf 107 Jahre!

GEBRAUCH DIESER KRÄUTER-TINKTUR:

1. Ansteckende Krankheiten

Bei ansteckenden Krankheiten ist es gut, wenn man öfters früh nüchtern von der Tinktur nimmt. Sie heilt alle Pestgeschüre und Beulen (auch im Hals), siehe auch Nr.4 u.14

2. Appetit

Die Tinktur wirkt Appetit anregend.

3. Augen

Die Tinktur hilft bei Augenentzündungen, Rinnen der Augen, kühlt und trocknet, benimmt die Röte und alle Schmerzen, auch die Flecken, welche etwa darauf sind, benimmt und vertreibt den Star, wenn man eine Zeitlang einige Tropfen in das Auge fließen läßt und einen mit der Tinktur angefeuchteten Lappen auf das Auge legt, besonders bei Nacht.

4. Beulen - Flecken

Die Tinktur heilt alle Beulen und Flecken, sie mögen von Schlag oder Stoß kommen.

5. Bißwunden

Die Tinktur heilt alle Bisse von wütenden Tieren; eingenommen vertreibt sie allerlei Gifte.

6. Blattern

schmiere man öfters am Tag mit der Tinktur ein! Sie hilft auch bei Rotlauf und den hitzigen Blattern (siehe Nr. 27 und 32).

7. Blut

(verzuckertes Blut) wird durch ca. zweimaliges Einnehmen der Kräuter-Tinktur gereinigt.
Blutvergiftung (Rotlauf) siehe Nr.6 u. 32.

8. Brandwunden

Die Tinktur heilt alle Brandwunden, mögen sie vom Feuer, von heißem Wasser oder Schmalz herrühren. Die Wunde einschmieren und angefeuchtet halten! Es bleiben keine Blattern zurück; die Tinktur zieht alle Hitze aus der Wunde.

9. Epilepsie - Fallsucht

Mit dieser Krankheit behaftete müssen von der Tinktur täglich ein- bis dreimal einnehmen und die Kur eine Zeitlang fortsetzen; stärkt die Nerven und den Körper und behebt die Krankheit (19).

1o. Erfriefungen

Die Tinktur heilt erfrorene Körperteile, Hände, Füße usw., auch wenn der erfrorene Teil schon offen wäre. Ein mit der Tinktur gut angefeuchteter Lappen wird auf die erfrorene Stelle gelegt (wiederholt anfeuchten), die Schmerzen werden gelindert und die erfrorenen Teile heilen gut. Nach Umständen 1 bis 2-mal täglich einnehmen!

11. Fisteln

Die Tinktur heilt alle Fisteln, auch wenn sie unheilbar erscheinen, überhaupt alle offenen Schäden - durch Einreiben, evt. auch noch durch Einnehmen.

12. Fieber

Hat jemand Fieber, hitzig oder kalt und ist sehr schwach, so gebe man dem Kranken einen Teelöffel voll Tinktur ein. Der Kranke wird, wenn er keine andere Medizin zu sich genommen hat, in kurzer Zeit zu sich kommen. Sobald die Tinktur in den Magen kommt, wird der Puls wieder zu schlagen beginnen. Hat das Fieber auch schon lange angehalten, so tritt bei dem Kranken doch eine Besserung ein. Wenn das Fieber zum ersten Male kommt, nehme man 1 Teelöffel voll; kommt es aber wiederholt, so nehme man 2 Teelöffel voll Tinktur und das Fieber wird ausbleiben.

13. Fußgicht - Podagra

Bei Fußgicht ist die Tinktur besonders dienlich. Wenn man den schmerzhaften Teil etliche male am Tag mit der Tinktur anfeuchtet und einen eingetunkten Lappen auflegt, so lindert es die Schmerzen und öffnet die Poren (Schweißlöcher), so daß in kurzer Zeit die üble Krankheit ausdünsten kann. Eingenommen hilft es zugleich, daß der innere Teil des Magens, der Lunge, die Leber, wie auch der Hals nicht angegriffen werden. Wenn man einige Zeit mit Einnehmen fortfährt, heilt es ganz aus.

14. Geschwüre - Wunden

Wenn auch die Wunde schon alt und ein Geschwür dran ist, weißes oder schwarzes Fleisch dabei und darüber ist oder war, so wasche man die Wunde zuvor mit Wein gut aus und bestreiche sie dann mit der Tinktur, die bald die Geschwulst und die Schmerzen, auch das wilde Fleisch wegnimmt und die Wunde in ihren natürlichen Zustand zur gänzlichen Heilung bringt (siehe auch Nr. 1).

15. Hals - geschwollen

Bei erhitztem Mund oder Schlund - wenn man Speise und Trank nicht schlucken kann - nehme man 1 Teelöffel voll von der Tinktur morgens, mittags und abends und lasse sie langsam hinunter. Die Tinktur nimmt die Hitze und heilt den Schlund.

16. Hämorrhoiden (goldene oder güldene Ader)

Die Tinktur heilt Hämorrhoiden, die Erweiterung der Mastdarmnerven am Rande des Afters (äußere H.) oder innerhalb des Schließmuskels (innere H.) - Blutstauungen durch Leber-, Herz- und Lungenkrankheit, besonders auch bei sitzender Lebensweise -. Man lege einen mit der Tinktur angefeuchteten Lappen auf die schmerzhafte Stelle. Auch Einnehmen der Tinktur (bes.vor dem Schlafengehen) ist zu empfehlen. Die Hämorrhoiden platzen und lassen das Blut ausfließen.

17. Herzklopfen

Morgens und abends 1 Teelöffel voll Tinktur in klarer Suppe (ohne Fleisch) eingenommen, stillt das Herzklopfen.

18. Hühneraugen

Man tunke ein kleines Päuschel in die Tinktur und lege es auf das Hühnerauge (stets feucht halten), das nach 3 mal 24 Stunden von selbst herausgeht; oder man nimmt es - ohne Schmerzen zu empfinden - selbst heraus. Besonders vor dem Schlafengehen anfeuchten.

19. Kreislaufstörungen - Arterienverkalkung lassen sich mit dieser Tinktur wirksam bekämpfen; anzuwenden bei Beschwerden wie Kopfschmerzen (sh.auch Nr.2o), Beklemmungen, Herzklopfen (sh.Nr.17), Ohrensausen, Benommenheit, Gedächtnisschwäche, Schwindel, Reizbarkeit und Mattigkeit. Die Tinktur regt den Kreislauf zu normalem Funktion an, reguliert den Blutdruck und erziehlt wirkliche Heilerfolge. Die Tinktur frischt Blut und Nerven auf.

2o. Kopfschmerzen etc.

Wenn man öfters an der Tinktur riecht und in die Nase schnupft, auch die Kopfhaut damit einreibt oder einen mit der Tinktur angefeuchteten Lappen auf den Kopf legt, vertreibt es die Schmerzen, stärkt das Gedächtnis und Gehirn und vertreibt den Schwindel.

Bei Kropfbeschwerden werden täglich morgens und abends 1 Teelöffel voll von der Tinktur eingenommen; die Stelle auch einreiben oder Umschläge machen!

21. Krämpfe

Die Tinktur nimmt die Schmerzen der stillen Krämpfe durch jedesmaliges Einnehmen, so daß dieselben mit der Zeit ganz aufhören. Bei Magenkrampf nehme man so oft man kann einen kleinen Löffel voll Tinktur ein!

22. Krebs.

Bei Krebs 2 mal täglich einehmen und evtl. auch einreiben.

23. Leber

Die Tinktur zerteilt und vertreibt die Winde im Leib und kühlt die Leber. Sie ist das beste Mittel, die Entzündung der Leber zu verhüten und zu dämpfen. Morgens und Abends je 1 Teelöffel voll Tinktur einnehmen

24. Leibschmerzen

Bei Leibschmerzen nehme man 3 Teelöffel von der Tinktur nacheinander. Die Schmerzen werden gedämpft und lassen bald ganz nach.

25. Lungenkrankheit, Lungensucht

Die Tinktur ist wirksam gegen Lungensucht, wenn man täglich früh nüchtern davon einnimmt. Dauer der Kur: 6 Wochen!

26. Magen

Der Magen wird durch Einnehmen der Tinktur erwärmt. Weiter einnehmen wenn der Magen zu schwach ist, zu verdauen und die Speisen nicht behält. – Wenn der Magen funktionieren soll, so esse man abends nur klare Suppe (ohne Fleisch) und beim Schlafengehen nehme man 1/2 bis 1 Teelöffel voll Tinktur ein. Wirksames Heilmittel bei Verdauungsstörungen.

27. Masern - Kinderblattern

Die Tinktur treibt die Kinderblattern aus, wenn sie nicht heraus wollen. Man gebe dem Alter entsprechend 1 - 2 mal ein. Wenn sie anfangen zu trocknen, schmiere man sie öfters ein; gibt keine Narben! (Sh.auch Nr.6 u.32)

28. Narben - alte Wunden

Die Tinktur heilt alle Wunden und nimmt die Narben weg, auch alte Schnitte, wenn man sie 4o man einschmiert!

29. Nieren

Die Tinktur ist ein wirksames Heilmittel gegen kranke Nieren.

3o. Ohnmacht

Liegt eine Person in Ohnmacht oder gar in den letzten Zügen, so muß man ihr den Mund mit Gewalt öffnen und einen Löffel voll Tinktur eingeben. Darauf tritt eine Erleichterung und Besserung ein. (je nach Befinden weiter eingeben.)

31. Ohren

Bei Ohrenschmerzen gibt man einige Tropfen ins Ohr, (v.d.Tinktur) tunke etwas Baumwolle ein und lege diese ins Ohr. Hilft!

32. Picken - Blattern (Rotlauf)

Die Tinktur hilft bei hitzigen Blattern und bei Rotlauf. Die Blattern gehen dann von selbst auf. Je nach Befinden täglich 1 bis 2 mal einnehmen! (Sh.auch Nr. 6 u.27).

33. Rheumatismus

Schmerzhaftes Rheuma, Ischias, Gicht, Kreuzschmerzen, Hexenschuß, heftige Muskel- und Gelenkschmerzen werden durch die Tinktur selbst in hartnäckigen Fällen mit bestem Erfolg bekämpft. Harnsäurelösend! Man nehme morgens und abends 1 Teelöffel voll und schmiere den schmerzhaften Teil damit ein.

34. Rufen - Schorf

Ausschlag und Rufen in der Nase, wie überhaupt alle Rufen, gleich welchen Namen Sie haben und wo sie sich befinden, heilt diese Tinktur, wenn man gut mit einschmiert, die Rufen damit anfeuchtet und evtl. vor dem Schlafengehen 1 Teelöffel voll einnimmt.

35. Schlaflosigkeit

Wer nachts nicht gut schlafen kann, nehme vor dem Schlafengehen 1/2 bis 1 Teelöffel voll Tinktur ein und er wird gut ruhen.

36. Warzen

Die Tinktur heilt Warzen und Geschüre (aufgerissene Hände, wenn sie anfangen zu schwüren), sh.auch Nr. 1 und 14.

37. Wassersucht

Bei Wassersucht nehme man 6 Wochen lang täglich morgens und abens 1 Teelöffel voll Tinktur in 1 Teelöffel Weißwein.

38. Winde - Blähungen

Die Tinktur zerteilt und vertreibt Winde im Leib (sh. Nr. 23).

39. Würmer

Wirkung bei Kindern wie bei Erwachsenen gegen Würmer; sogar Bandwurm wird ausgetrieben. Je nach dem Alter eingeben, auch den Nabel öfters mit einschmieren, einen eingetunkten Lappen auf denselben binden und diesen stets feucht halten.

4o. Wunden - Geschwüre

Die Tinktur heilt ohne jede Gefahr alle Wunden, sie mögen von Schlag oder Stoß herrühren, wenn sie öfters damit angefeuchtet werden. Man nehme einen Leinenlappen, tunke ihn in die Tinktur und bedecke die Wunde damit. Die Schmerzen hören in kürzester Zeit auf; läßt weder Brank noch Fäulnis zu. Heilt auch alle Schußwunden. Sind die Wunden tief, so spritze man die Tinktur mit einer kleinen Spritze ein. Reinigung der Wunde durch Auswaschen ist nicht nötig. Große Wunden müssen zusammengeheftet oder genäht werden. Man achte darauf, daß die Tinktur gut in die Wunde kommt. Durch öfteres Anfeuchten heilt die Wunde (sh.auch Nr.5, 8, 14 und 28).

41. Trunkenheit

Einen Betrunkenen kann man mit 2 Eßlöffel voll Tinktur sofort nüchtern machen!

42. Zahnschmerzen

Bei losen Zähnen und Zahnentzündungen nimmt man 1 - 2 Teelöffel voll Tinktur in den Mund, behält sie einige Zeit darin und spült damit aus. Die Zähne werden wieder fest, die Fäulnis wird vertrieben und die Schmerzen vergehen. Bei hohlen

Zähnen nimmt man eine Petranwurzel, tunkt diese in die Tinktur und legt sie in den hohlen Zahn. Dies hilft gewiß.

43. Gebrauch bei Frauen

Alle Krankheiten der Brust werden mit der Tinktur geheilt durch Einschmieren, Einreiben und Einnehmen 1 - 3 Teelöffel voll je nach Befinden.

44. Menstruation

Wenn eine Frau ihre gewöhnliche Reinigung durch etliche Jahre verloren oder dieselbe zu stark hat, nimmt sie von dieser Tinktur 3 Tage ein, wiederholt dies 2o mal und der normale Zustand ist wieder hergestellt.

45. Mutterschmerzen

Bei Mutterschmerzen gebe man der Frau 3 Tage lang allemal nüchtern 1 Teelöffel Tinktur in 3 Teelöffel Rotwein, lasse sie nach einer halben Stunde einen kleinen Spaziergang machen und dann frühstücken, nur nichts von Milch!

46. Schwangerschaft

In den letzten Tagen der Schwangerschaft (8 - 14 Tage) früh und abends 1/2 Teelöffel voll Tinktur, fördert die Geburt und auch die Nachgeburt. Um letztere leicht los zu werden, gibt man einer Wöchnerin alle zwei Stunden 1/2 Teelöffel voll so lange, bis die Nachgeburt abgeht, was auch ohne alle Wehen erfolgt.

47. Weisser Fluß

Die Frau nehme von der Tinktur bis zur Abhülfe.

48. Frisches aussehen und guter Appetit

kehren bei Einnehmen der Tinktur wieder!

Gebrauchsanweisung und persönliche Pflege beachten!

Diese Tinktur ist für jedes Alter, hilft bei allen Komplikationen, heilt fast alle Krankheiten, sowohl von kaltem als auch hitzigem Aussehen, erhält natürliche Kraft und Wärme, treibt alles was zuviel ist aus dem Leib und bewahrt vor Fäulnis.

Wer früh und abends von dieser Tinktur einnimmt, der braucht keinen Aderlaß, auch keine andere Medizin; denn diese stärkt den schwachen Körper wie auch die Nerven, erfrischt das Blut, benimmt das Zittern der Hände und Füße und kuriert den verdorbenen Magen, überhaupt alle Krankheiten und kräftigt den Körper. Um gesund zu bleiben, muß man täglich früh und abends auf einem Stück Zucker einige Tropfen Tinktur nehmen. Sehr gesund ist auch im Sommer, wenn man täglich früh nüchtern 1 Teelöffel voll in den Tee nimmt. Diejenigen, welche Milchkaffe trinken und nicht solange entbehren können, müssen diese Tinktur doppelt vor dem Schlafengehen nehmen. Dann werden sie kräftig und alt und bekommen ein junges, blühendes Aussehen! Während der Kur möglichst jeglichen, sonstigen Alkoholgenuß meiden.
Gott heilt kranke Menschen auch durch seine Naturheilkräuter!

Betrifft die Blutreinigung des Leibes

1. Das Rezept der Heilkräuter-Tinktur ist öfters durchzulesen, damit man weiß, wie man sich mit der Tinktur zu behandeln hat.
2. Wenn man z.B. in der Frühe (5.30 Uhr) von der Tinktur einnimmt, kann man erst nach ca. 1 1/2 Std. Nahrung zu sich nehmen.
3. Gewöhnlich nimmt man morgens, mittags und abends vor dem Schlafengehen von der Tinktur ein, entweder ca. 1 1/2 Std. vor oder nach dem Essen.
4. Speisen sollen nie mit der Kräuter-Tinktur direkt vermischt werden, weil sonst die Wirkung der Tinktur entwertet wird.
5. Vor allem ist für weichen Stuhlgang zu sorgen; deshalb soll man reichlich Obst essen, damit sich im Darmgang wenig oder keine Gase entwickeln können. Es ist besser, man hat während der Kur täglich 3 - 4 mal Stuhlgang als nur 1 - 2 mal.
6. Um die Stoffe der Harnsäure in den Blutzellen rasch und gründlich, zur Auflösung und Ausscheidung zu bringen, soll man, wenn möglich, zu Beginn der Kur täglich ein warmes Wannenband (37-38°) nehmen oder auch warme Wickel (mindestens je 1/2 bis 1 Std.), sofern es sich als notwendig erweist (Füße inbegriffen).
7. Im Falle sich durch das Bad oder die Wickelpflege Bangigkeit oder Erregung zeigen sollte, kann das nur solange dauern, bis die falschen Stoffe aufgelöst und im Urin usw. ausgeschieden sind.
8. Deshalb muß man den Mut und die Energie aufbringen, diese Anordnungen zu befolgen und die Selbsthilfe in Anspruch zu nehmen!

9. Während der Reinigungskur ist der Genuß von Alkohol zu meiden!
1o. Man halte sich an die Gebrauchsanweisung nach dem Rezept der 48 Punkte, wenn man mit einer Kur Erfolg haben will!
11. Aus den angeführten Krankheitsfällen ist zu entnehmen, daß der Mensch die Reinigung seines Blutes vielfach versäumt; denn würde das Blut im Körper jährlich gereinigt, könnte manchem Gebrechen und Krankheiten vorgebeugt werden.
12. Wenn der Mensch gesund leben will, hat er die Pflicht, möglichst alle Frühjahr sein Blut nach Vorschrift zu reinigen; dann hat er ein weit angenehmeres Dasein, sofern kein Unglücksfall dazwischen kommt. - Es ist erwiesen, daß sich Krankheitsherde nicht zur Reife entwickeln können, wenn das Blut gründlich gereinigt wird . - - -

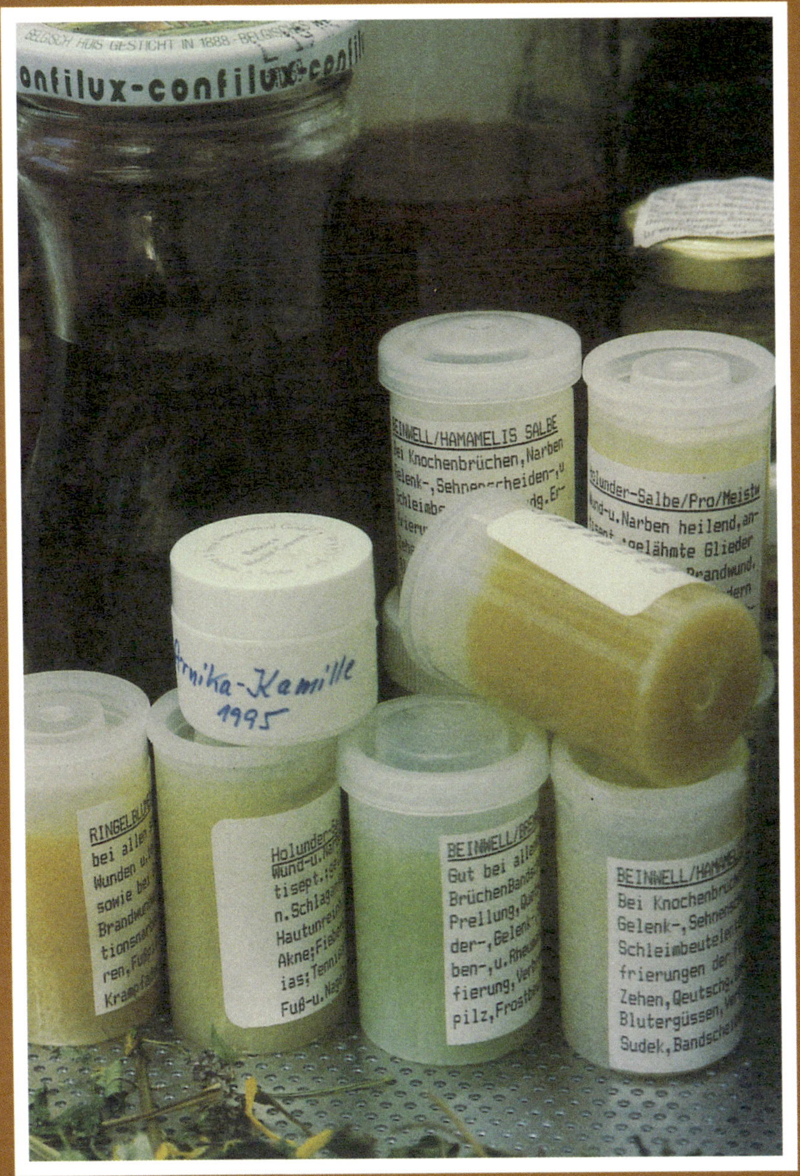

Täglich sind wir Kreuzungen ausgesetzt.
An vielen Straßen und Wegen.
Sie führen uns in das tiefere Geheimnis unseres Lebens.

„Die Sorge für die Kranken komme an erster Stelle und gehe vor allem anderen. Man soll ihnen so dienen wie Christus, dem man in Wirklichkeit dabei dient."

Hl. Benedikt

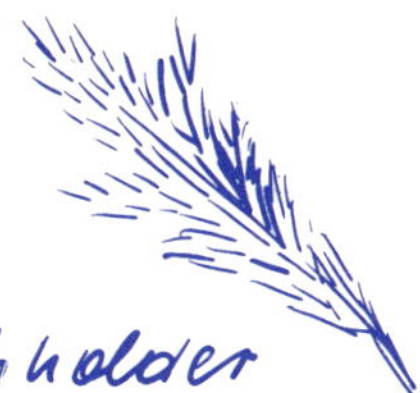

Seffer - Salbe

Sefter = grüner Pfitzerwachholder in 1-2 cm Stückchen schneiden.

1 kg Schweinefett zum Kochen bringen, soviel geschnittenen Sefter dazugeben, daß man noch umrühren kann. 10-15 Min kochen - erkalten lassen.

Am nächsten Tag nochmals erhitzen, warm durch ein Tuch abseihen und in saubere Cremedöschen füllen.

Unsere Mutter hat sich im Alter fast tägl. mit dieser Salbe massiert, besonders Gelenke und überall wo es weh tat. Sie hatte mit 95 Jahren einen aufrechten Gang wie ein junger Mensch.

Gutes Gelingen wünscht Agnes Natterer

Johannisöl

Früher war in jeder Hausapotheke ein Fläschchen mit diesem blutroten Öl zu finden:

150 - 200 g frische Johannisblüten in eine 2 l Liter Flasche bringen und mit 1 l Olivenöl od. Sonnenblumenöl auffüllen. Etwa 4 Wochen an die Sonne stellen, zwischendurch gut umschütteln. Das Öl färbt sich durch die Einwirkung des Sonnenlichtes schon rot und wird dann abgepresst.

Verwendet wird es zum Einreiben od. als Umschlag bei Verbrennungen, Sonnenbrand, Hautentzündungen, ebenso bei schlecht heilenden Wunden, Stich- und Schnittwunden.

Renate Kunz

Johannisöl

Abgezupfte Blüten von Johanniskraut, auch Blätter können mit verwendet werden, gibt man in ein gut verschließbares, lichtdurchlässiges Glas, bedeckt mit gutem Olivenöl und verschließt das Gefäß. 6-7 Wochen an die Sonne stellen und öfters schütteln. Hat das Öl seine typische, leuchtend rote Farbe angenommen, seiht man es ab in eine dunkle Flasche und bewahrt es dunkel auf.

Äußerlich: Verletzungen, Verbrennungen, Sonnenbrand, Blutergüsse

Innerlich: Öl od. Tee Nervöse Erschöpfung Schlafstörungen, Menstruationsbeschwerden, Wetterfühligkeit, Wurmkur.
3x tägl. 2 Eßl. – mehrmals täglich einreiben.

BEINWELL-ÖL

Anwendung bei Glieder-Schmerzen und Zerrungen

Beinwellwurzeln waschen (das Schwarze soll dran bleiben) und kleinschneiden. Mit ca. 1/2 l Sonnenblumenöl aufkochen und über Nacht stehen lassen. Dann nochmals erwärmen durch ein Tuch abseihen und ausdrücken.

S. Albrecht

Beinwellsalbe

Bei allen Knochenbeschwerden

Von der Beinwellpflanze die Wurzel ausgraben, waschen, putzen schneiden.
½ Pfd. Wurzeln mit 1 Pfd Schweine-schmalz aufkochen u. 1 Std köcheln.
Über Nacht stehen lassen u. am nächsten Tag nochmals aufkochen, abseihen abkühlen u. in Gläschen abfüllen.

Auf die erkrankten Stellen mehrmals auftragen.

Zur Verstärkung des Heilerfolges:

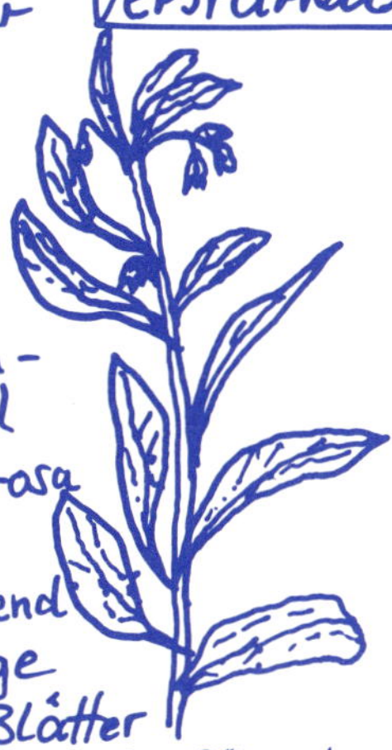

Kann man jeden Tag etwas Milch trinken oder Milchprodukte essen.
(Weil Kalzium wichtig für die Knochen ist)
Gute Besserung u. Gesundheit wünscht Ihnen
Marianne Buhl Häuser

Symphytum officinale

Im Volksmund Beinwell oder Comfrey oder Wallwurz genannt. Wegen ihrer großen Heilkraft und ihres umfassenden Anwendungsbereiches kann die Beinwell mit Recht als "Königin der Heilpflanzen" bezeichnet werden.

Man sammelt die Wurzeln kurz vor oder nach der Blüte im März/April oder Sept./Oktober.

Die dankbaren Einsätze von Beinwell sind alle Knochenerkrankungen, Knochenhautentzüngen Knochenbrüche, Prellungen, Quetschungen, Verstauchungen, Sehnenscheidenentzündungen Gelenkergüsse, Arthrose, Arthritis, Erfrierungen genauso Verbrennungen und vieles mehr.

Die besten Erfolge erzielt man, wenn Beinwell innerlich als Tee und äußerlich als Umschlag oder Einreibung mit Salbe o. Tinktur genommen wird.

Zum Vergleich: Beinwell bei Knochenerkrankung
Arnika: ist das probate Mittel bei Weichteil Verletzung
Johanniskraut: bei Schäden des Nervengewebs

Comfrey- oder Beinwell-Salbe

1000 gr. Melkfett
200 gr. Sonnenblumen- oder Leinöl
20 Tropfen Hamamelis
6 bis 8 Beinwellwurzeln
1/4 von 1 Bienenwabe

Die Wurzeln sauber waschen, bürsten und wie Rettiche hobeln oder kleinschneiden. Das Fett erhitzen, möglichst in einem hohen Topf (schäumt stark) die Wurzeln darangeben und ca 10-15 Minuten leicht köcheln lassen. Über Nacht stehen lassen, am Morgen nochmals erhitzen, durch ein Sieb in ein sauberes Gefäß filtern und noch gut ausdrücken. In die noch warme, aber nicht kochende Flüßigkeit die Bienenwabe verschleichen lassen. Die Salbe nun in Döschen (kein Metall) abfüllen.

Verwendung: siche nebenan links

H. Spr.

Beinwell - Massageöl

Ein herrl. Pflegeöl!
Es regt die Hautdurchblutung an und festigt sie.

z.B. bei schlaffer, schlecht durch-
bluteter Haut,
bei Zellulitis.

100 ml Ringelblumenöl

1 Eßl. frischer Beinwell-
preßsaft

5 Tr. äth. Rosmarinöl
1 Tr. äth. Lavendelöl

alles gut verschütteln, in dunkler Flasche kühl aufbewahren.

Adelheid Lingg

Beinwurzessenz die Wunder wirkt:

Diese Heilpflanze zählt zu unseren besten und und unentbehrlichen Kräutern, die die Natur für uns bereit hält. Sie wächst auf nassen Wiesen, in feuchten Gräben entlang von Gewässern aber auch an Zäunen finden wir sie. Die Blätter sind rauh und enden spitzig. Die Wurzel ist äußerlich dunkelbraun bis schwarz, innerlich gelblich bis weiß, die Blüten sind schmutzigweiß, blau bis violett. Man muß ihnen mit einer Spitzschaufel zu Leibe rücken. Die Wurzeln werden mit einer Bürste gewaschen, klein geschnitten und in Weingeist angesetzt. Ca. 14 Tage läßt man die Flasche in der Sonne stehen. Kranke die jahrelang gegen Rheumatismus und Gelenkschwellungen mit allen vorzüglichen Mitteln behandelt wurden, und keine Heilung fanden, erreichen, wenn sie zur Beinwurzessenz greifen, rasche Hilfe.

Lang Anita
Frauenbergstr. 7
87645 Schwangau/Horn

Tannenkipfelsalbe.

Im Frühling wenn die kleinen Tännele ihre gelben Spitzen aufsetzen, machen manche, besonders Großmütter den guten Tannenkipfelhonig. Wir machen diesmal eine Tannenkipfelsalbe, die überall da hilft „wo's weh tut" besonders meine kleinen Enkelbuben sind überzeugt, daß es gleich nicht mehr weh tut. Also wir nehmen Melkfett Marke „Sennerin" etwa ½ kg in einen Edelstahltopf mit etwas höherem Rand. Schmelzen lassen, 3 Hand voll, bei Sonne gepflückten Tannenkipfel, hinein und langsam köcheln lassen, vorsicht nicht zu heiß, es kocht schnell über. Wenn es einmal aufgekocht hat, wegstellen. Erkalten lassen. Am nächsten und übernächsten Tag, die Salbe nochmals aufkochen lassen und dann ist die Salbe fertig. Ich nehme ein halbgroßes Sieb, lege ein Tempo drauf und schütte das Ganze in kleine Döschen,

Ersatz für Zugsalbe

ist der Spitzwegerich,
lang und dünn.

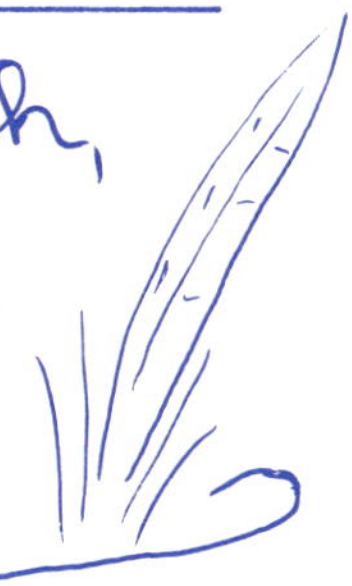

(Plantago major)

Hat man einen Fremdkörper im Finger (e.c.) eignet sich Spitzwegerich sehr gut. Man wickelt jeden Tag ein neues Blatt um den Finger, bis sich der Fremdkörper herauslöst.

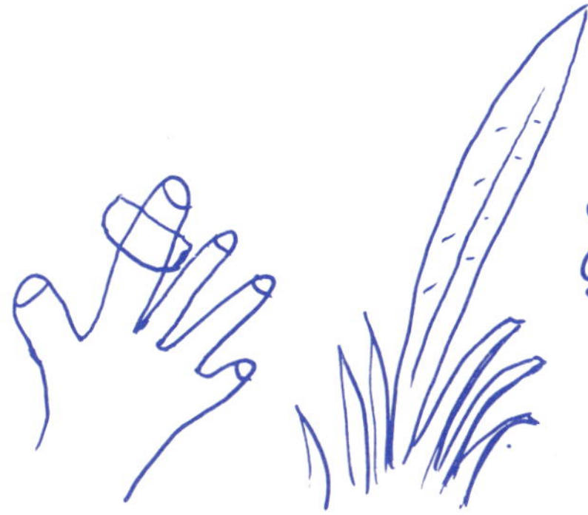

Kienle Gabriele

Kuße - Selble

cirka 1/4 ℔ Harz
knapp 1/4 ℔ Bergbutter
(Maienbutter)
2 Handvoll feines
Bienenwachs, Bergwurz
Harz, Butter und Wachs
langsam zergehen lassen,
Bergwurze sauber waschen
und klein schneiden,
dazugeben und eine
Zeitlang kochen
(15 - 20 Minuten)

abseihen und fest
werden lassen!
Wird als Zugsalbe
verwendet.

U. Schmid

Passe dich dem Schritt
der Natur an:
Ihr Geheimnis
heißt
Geduld!

Flechtensalbe

Geranienblätter, nur von stehenden Geranien, ca. 4 Stück in ca. 2 Eßl. Butter ausbraten lassen, die Blätter entfernen und das zerlassene Fett in einen kleinen Behälter geben und erkalten lassen. Täglich 2-3 mal die erkrankten Hautstellen dünn mit dieser Salbe einreiben.

Göser Mary

Meniskussalbe

100 g Bienenwachs (ungebleicht)
100 ml Johanniskrautöl
1/2 l Olivenöl (kaltgepreßt)

Bienenwachs bei <u>schwacher Wärme</u> schmelzen, Johanniskrautöl darugeben und unterrühren, zuletzt das Olivenöl unterrühren.

In Dosen abfüllen und kühl aufbewahren.

Das Knie damit 10–15 Min tägl. gut einmassieren

Elisabeth Rietzl

Heilsalbe

5 g Bienenwachs, 25 g Wollfett, 50 g Johanniskrautöl, 40 g Rosenwasser, 1 TL Honig

Bienenwachs u. Wollfett im Wasserbad schmelzen, abkühlen lassen u. Johanniskrautöl einrühren. Tropfenweise d. Rosenwasser zugeben u. weiterrühren, bis sich eine geschmeidige Emulsion gebildet hat. Dann d. Honig einrühren.

Die Salbe bei Alltagsverletzungen u. Sonnenbrand dünn auftragen.

Dobler Rosi

Majoransalbe

40 ml Sonnenblumenöl
10 g Lanolin (wasserfrei)
10 g Bienenwachs
50 g geh. Majoran

Öl u. Lanolin im Wasserbad erhitzen, Majoran dazugeben u. über Nacht stehen lassen. Den nächsten Tag nochmals erwärmen u. durch ein Leinentuch in eine Tasse filtern. Bienenwachs im Wasserbad schmelzen u. unter das Majoranöl mischen. Diese Salbe ist bis zu einem halben Jahr haltbar!

⇒ Majoransalbe pflegt rauhe, rissige Hände u. lindert sanft einmassiert Nervenschmerzen u. Rheumabeschwerden.

Rosi Dolle

HEILSALBE

Ein Quantum rote Kleeblüten in eine Pfanne geben, mit Wasser bedecken und eine Stunde lang kochen lassen. Den Sud durch ein Tuch passieren. Nochmals das gleiche Quantum Kleeblüten mit dem passierten Sud kochen, wieder passieren und die gewonnene Masse weiterkochen, bis sie dick und schwarz wird.
Diese Salbe heilt erstaunlich schnell Wunden, Abszesse und alle möglichen Entzündungen.

• Hildegard Krohmer, Altusried •

Heilblütensalbe

Man benötigt:

Je eine Handvoll Ringelblumen
Johannis Kraut
Kamillen
Arnika

frisch oder getrocknet
und 1 Kg Vaseline

Zubereitung der Salbe:

Die Vaseline wird erwärmt, die Blüten hinzugegeben und das ganze ca. 4 Wochen stehengelassen. Möglichst in der Sonne, damit die Masse weich bleibt und die Blüten richtig auszieht.

Danach wird das Ganze in einem großen Topf (sehr wichtig, da die Vaseline sehr schäumt) erwärmt und abgeseiht.

Die Salbe wird am besten in kleinere Cremedosen abgefüllt.

Sie ist sehr zu empfehlen bei rauhen Händen, Herpes, zur Hand- und Fußpflege und vieles mehr!

Margit Angerhofer, Bernbeuren

Heil- und Wundsalbe!

Haltbarkeit bei kühler Lagerung ca. 1 Jahr

1 Handvoll Arnikablüten
1 Handvoll Huflattichblätter
1 Handvoll Wegerichblätter
1 Handvoll Ringelblumen
werden in einem Topf ~~im~~ mit Olivenöl (500 ml) zugesetzt. Wir kochen die Kräuter in Olivenöl auf kleiner Flamme ca. 20 Min. lang aus, filtern das Öl ab und halten eine Temperatur von 50 Grad C ein, während wir gleichzeitig 80 g gereinigtes Bienenwachs in einem Gefäß zum Schmelzen bringen und dann zum Olivenöl dazugießen - immer rühren dabei - nun rühren wir weiter und geben 5 g Kampfer dazu. Unter öfterem Umrühren lassen wir die Salbe abkühlen, füllen sie in Tiegel ab, bevor sie anfängt fest zu werden.

Erika Riedmüller

Ringelblumen-öl

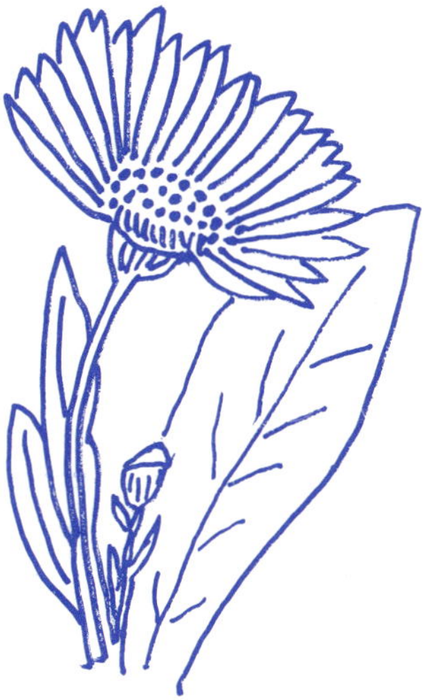

10 g gut zerkleinerte, getrocknete Blütenblätter werden mit 100 g bestem Pflanzenöl übergossen. Auf ca. 60°C erhitzen, abkühlen und eine Woche lang ziehen lassen. Danach Öl abgießen, Rückstand auspressen. Noch einige Tage stehen lassen, vom Bodensatz trennen und eventuell abfiltern.
Das Ringelblumenöl kann genauso wie die Ringelblumensalbe verwendet werden.

Ringelblumentee

1 - 2 Teelöffel Ringelblüten mit 1/4 l kochendem Wasser übergießen, 10 Minuten ziehen lassen, abseihen.
2 - 3 x täglich 1 Tasse mäßig warm trinken.
Der Ringelblumentee wirkt leicht krampflösend und fördert den Gallenfluß.

Rosemarie Breyer

Omas Ringelblumensalbe

Zutaten: 5 EL Blütenblätter der Ringelblume

100 gr. gelbe Vaseline aus der Apotheke

Zubereitung: die Blütenblätter der Ringelblume abzupfen, mit gelber Vaseline einige Male kurz auf-kochen, abseihen, in saubere Töpfchen abfüllen

Anwendung:
- auf trockene Hautpartien dünn auftragen
- bei Babys auf wunde Hautstellen auftragen
- bei Aufschürfungen

unbegrenzt haltbar

Magdalena Zink

Ringelblumensalbe

4 gehäufte Hände Ringelblumen in 500 g heißem Schweineschmalz aufkochen lassen. Zugedeckt ein Tag kühl stellen. Am nächsten Tag erwärmen u. durch ein Tuch filtern u. in saubere Gefäße füllen.

Tip: Ich fülle die Salbe in kleine Gefrierdosen u. stell sie in die Gefriertruhe. So habe ich immer frische Salbe.

Hofmann Afra.

Ringelblumen - Salbe

In einer Pfanne erhitzt man 250 gr. reines Schweinefett und schüttet eine gehäufte Hand voll Ringelblumen (Blätter, Stengel und Blüten) in das heiße Fett, läßt nocheinmal aufschäumen, rührt kräftig um und nimmt die Pfanne vom Herd. Zugedeckt läßt man das Ganze über Nacht auskühlen. Am nächsten Tag wird die Pfanne noch einmal leicht erwärmt, der Inhalt wird durch ein sauberes Leinentuch passiert, die Blätter, Stengel und Blüten werden ausgepreßt und die so gewonnene Salbe in verschließbare Gefäße abgefüllt.

-> wird verwendet: Bluterguß, Narben, Durchblutungsstörungen, Entzündungen Erfrierungen,

Ringelblumensalbe

1 kl. Dose Melkfett
1 gr. Handvoll Ringelblumen

Circa 1/2 Std. leicht kochen
24 Std. stehen lassen - nochmals kochen lassen.
Abseihen - in gut verschlossenem Glas kühl aufbewahren.
Längere Zeit aufgetragen, am besten am Abend, hilft sie bei schlecht verheilten Narben oder Krampfadern sowie bei geplatzten Äderchen.

M. Kogel

Gott hat seine Macht in Kräuter geben - dieselben sollen wir suchen und nehmen.

Ringelblumensalbe

½ ℔ Markenbutter wird mit 1 großen Handvoll Ringelblumenblüten und 1 Handvoll Kamillenblüten erhitzt. Solange kochen lassen, bis die Blüten ihre Farbe an die Butter abgegeben haben. Etwas abkühlen lassen und vorsichtig in kleine Schraubgläser füllen. Sehr heilsam bei Verletzungen und Wunden.

Maria Stegmann

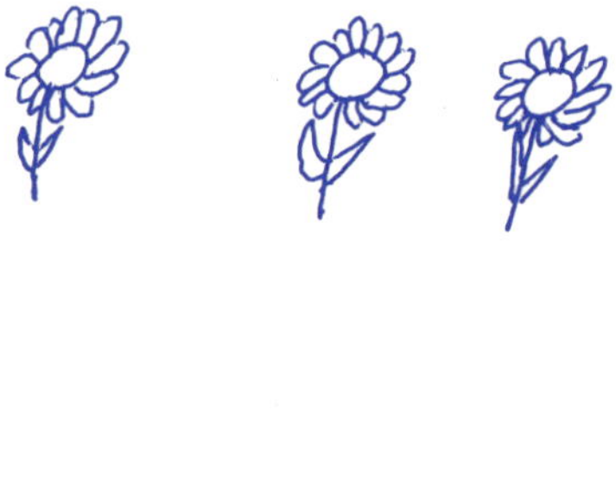

Ringelblumen - Heilsalbe

5 g Bienenwachs, ungebleicht

10 g Lanolin anhydrid

30 g Ringelblumen - Ölauszug

Ringelblumen Ölauszug ist herzustellen aus:

10 g getrocknete Ringelblumenblütenblätter

100 g Pfirsichkernöl

Die getrockneten Blütenblätter zwischen den Händen reiben und in ein dunkles Glas geben und mit Pfirsichkernöl übergießen. Zwei Wochen stehen lassen und regelmäßig leicht schütteln. Anschließend das Öl durch ein feinmaschiges Tuch klarfiltern. (Dieses Öl wirkt heilend und beruhigend)

Zubereitung:

Auf kochendem Wasserbad Bienenwachs und Lanolin schmelzen, dann Ringelblumen-Ölauszug hinzufügen und alles auf 60°C erwärmen. Auf kleinster Stufe arbeiten und so lange rühren, bis Mischung handwarm ist.

Dann in saubere Glasgefäße füllen.

Verwendung:

Diese Salbe ist zäh und dadurch höher konzentriert und gut haltbar.

Sie wirkt entzündungshemmend, wundheilend und lindernd bei Sonnenbrand.

Anette Stefanz-Weher

Ringelblume

Herstellung: Ringelblumenblütenblätter werden bei voller Sonneneinstrahlung geerntet; der Gehalt an wertvollen Inhaltsstoffen ist dann am höchsten.

Salbe: Als Salbengrundlage verwende ich Bienenwachs (aus Wachsschmelzer eines Imkers), gemischt mit einem hochwertigen Kaltgepreßten Pflanzenöl! Ungesalzenes Schweineschmalz ist auch möglich; bedenken Sie jedoch den penetranten Geruch! Des weiteren können es sein Lanolin und Vaseline.

Weiterer Vorteile bei der Verwendung von Bienenwachs ist das natürliche Antibiotikum der Bienen, das ein Schimmeln der Salbe verhindert.

Sie nehmen: 50 g Wachs, 90 g Kaltgepreßtes Öl, 1 Hand voll Ringelblumenblätter. Das Öl wird erhitzt, die Blütenblätter hinzugefügt. Die Temperatur halten immer rühren 10 Min. ziehen lassen durch ein feines Sieb seien und das aufgelöste Bienenwachs hinzufügen, Die Ringelblumen salbe in ein Porzellan- oder Glasdöschen füllen und beschriften.

Verwendung: Wunden, Quetschungen Geschwüre, Mückenstiche, Linderung bei Neurodermitis und rissigen Händen.

Ringelblumenöl: Füllen Sie eine helle Weithalsflasche halbvoll mit Ringelblumenblätter und übergießen Sie diese mit kaltgeschlagenen Olivenöl (hoher Anteil essentieller Fettsäuren), bis alle Pflanzenteile bedeckt sind. Die Flasche auf eine sonnige Fensterbank stellen, wiederholt schütteln und nach ca. 4 Wochen abgießen und in Flaschen füllen. Das goldgelbe Öl besitzt ähnliche Eigenschaft wie die Salbe; sie eignet sich nur für äußerliche Anwendung: bei schmerzhaften Krampfadern, Lympf- und Venendrainage, bei Schnittwunden, Entzündungen, Wundliegen. Brandwunden

Wanner Eva
87772 Weilbach 36

Salbe von Semeler (1950)

1/4 lb Schweineschmalz
6 Löffel neunerlei Gliederöl
6 Löffel zerstoßene, getrocknete, feine Krottenblätter= und Berg=wurzenblätter. Das Wachs von einer geweihten, halben Kerze.
Das alles einige Minuten kochen lassen. Dazu 3 Vaterunser und 3 Ehre sei Gott dem Vater beten
Nach dem Kochen verkalten lassen.

Anwendung der Salbe:

3 kleine Löffel Salbe auf einen weißen Lappen streichen.
3 Kreuzzeichen über die schmerz=liche Stelle machen und Ehre sei Gott dem Vater dazubeten, Salbe auflegen. Mit einem Wolltuch überbinden.
Immer 3 mal die selbe Salbe auf=legen.

„Nicht bei offenen Wunden anwendbar!"
Man kann die Salbe gut anwenden, wenn man etwas einstoßt, zieht alles heraus.
Bei Schmerzen am ganzen Körper anwendbar.

Das neunerlei Gliederöl kann man heute noch kaufen in der Bahnhof-Apotheke Kempten Bahnhofstraße.
Das Gliederöl kann am ganzen Körper zum Einreiben verwendet werden.
„Nicht bei offenen Wunden anwenden!"
Demeler war von 1900–1950 Naturheilkundiger für Mensch und Tiere

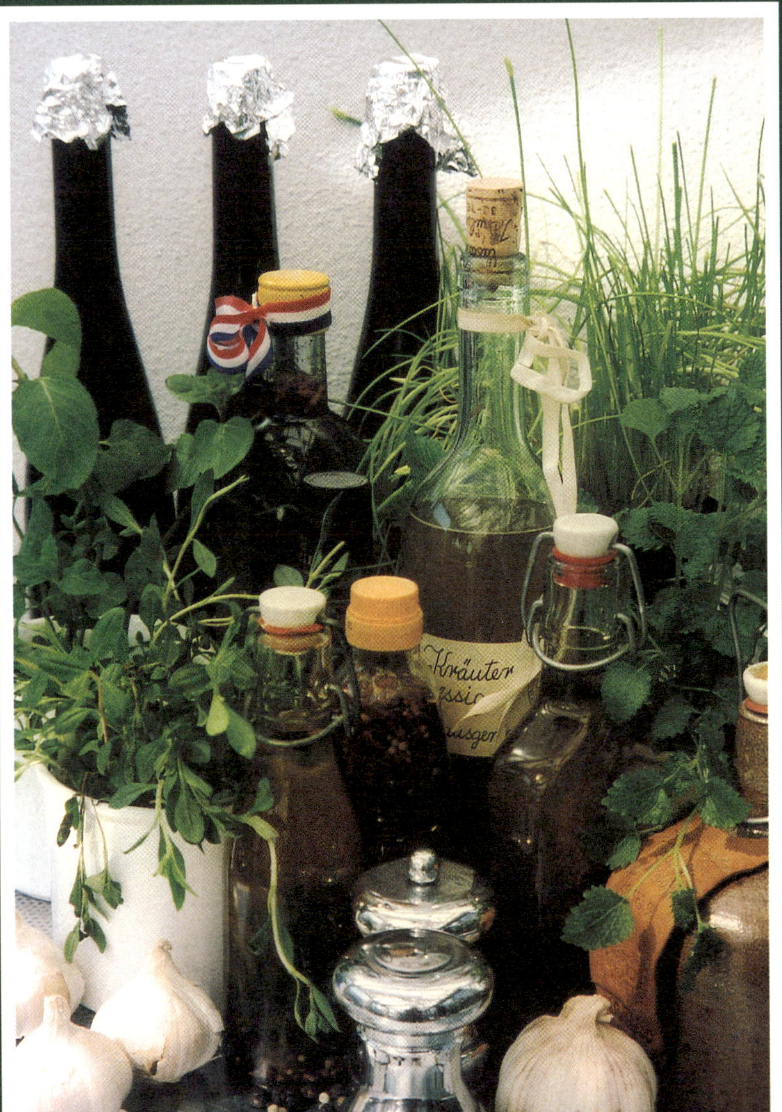

Es gibt keine heile Welt, aber es gibt viel Heiles in der Welt. Die Voraussetzung zur Lösung aller Probleme ist: Zurück auf ein kleineres Maß.

Knochenschnaps

Zutaten: Saft v. 15 Zitronen
15 Eier (unbedingt v. freilaufenden Hühnern)
1 L klaren Schnaps
500g Honig

Zubereitung:
Die Eier müßen ganz sauber sein, da auch die Eierschale verwendet wird!
Die Eier aufschlagen und zugedeckt in den Kühlschrank stellen.
Die Eierschalen so gut wie möglich zerkleinern, den Zitronensaft hinzugeben, 4-5 Tage stehen lassen. Dabei ist es sehr wichtig, daß mehrmals täglich umgerührt wird!
Danach werden die Eier und der Schnaps hinzugegeben. Ca. 1 Woche im Kühlschrank stehen lassen, wieder öfters umrühren, damit sich der Kalk von den Eierschalen nicht am Boden absetzt.
Nach 1 Woche wird die Flüssigkeit abgeseiht und dann der Honig dazugegeben und in Flaschen abgefüllt.
Bei Knochenbrüchen aller Art sollte 3x tägl. ein Glas getrunken werden - aber bitte nur Erwachsene!

Margit Angerhofer, Bernbeuren

Gegen Entzündungen, wie Sehnenscheidentzündung, Schleimbeutelentzündung, Gelenkentzündungen ec. ~

Helfen ausgezeichnet Bäder mit Heublumen und Zinnkraut.

Zubereitung: 1 Handvoll Heublumen und 1/2 Handvoll Zinnkraut in einen 5 l Topf geben, kaltes Wasser darüber, einmal aufkochen lassen, bis zur Hautverträglichkeit abkühlen lassen, abseihen, in eine kleine Wanne geben und die Hand, ec. darin ca. 20 Minuten baden, oder, ein Stück Leinentuch eintunken und immer wieder auf die Schmerzstelle legen.

Es sollten aber nur gute Heublumen verwendet werden.

Gute Gesundheit!

E. M.

Hexenschuß

10 g frische Petersilienblätter
40 g Weinrautenblätter
100 ml Olivenöl

Die Kräuter klein hacken,
mit Olivenöl aufkochen lassen,
mit einer Mullbinde als
Kompresse warm auf die
Schmerzstelle aufbinden.
1-2 Stunden liegen lassen.

Gute Besserung!

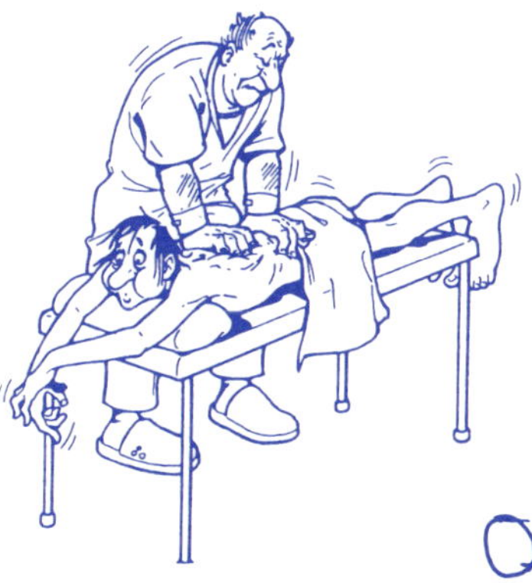

Ortmann Rita

Kastanien

für Umschläge bei Venenentzündungen

Reife Roßkastanien über kreuz aufschneiden und durch Fleischwolf drehen. Etwa 2 Hände voll in Flasche füllen und mit Spiritus oder Weingeist auffüllen.

Bei Venenentzündungen 1:1 mit Wasser mischen, Tuch eintauchen, auf Waden wickeln, fest binden. Wenn das Tuch trocken ist, wiederholen.

Hilft auch fürs Fußgelenk bei Verstauchungen oder ähnlichem.

Aber Achtung: Bein muß richtig gebunden werden, am besten vom Arzt zeigen lassen.

S. B.

Rezept für gute Knochenbildung.

8 ganze Eier mit Schale in eine Glas-
schüssel legen, 28 Zitronen (ungespritzte)
auspressen und den Saft darübergeben.
Dann 12-14 Tage im Kühlschrank stehen
lassen, ab und zu die Eier mit der Gabel
umdrehen (ungefähr 3-4 mal in den
12-14 Tagen. Nach den 12-14 Tagen die
Masse durch den Mixer geben und
1 l reiner Bienenhonig (flüssig)
1/2 l Asbach Uralt und 3 gehäufte
Eßl. Kölln Schmelzflocken dazurühren.
Alles durch ein Sieb drücken und in
Flaschen abfüllen. Jeden Morgen 1 Schnaps-
gläschen voll einnehmen. Vor dem
einnehmen noch kräftig schütteln.
zum alsbaldigen Verzehr.

Guten Erfolg!

Krampfkraut

auch "Spasämuskrüd" genannt

Heilkraut gegen Blutvergiftung

Krampfkraut wächst auf fettem Boden, besonders auch um alte Misthaufen herum.

Es wird zwischen August und September gepflückt, gewaschen und im Schatten getrocknet.

Bei Verletzungen aller Art gibt man eine ganz kleine Handvoll in einen Topf mit 2 Tassen kalter Milch.

Unter öfterem Rühren zum Kochen bringen und solange köcheln lassen bis Milch Farbe vom Kraut annimmt (grün-bräunlich)

Kraut der Milch entnehmen, etwas ausdrücken, auf eine Kompresse

legen und gut warm auf die Wunde geben.
Plastikfolie darüberlegen und mit Verband umwickeln.

Die noch warme Milch abseihen und sofort trinken.

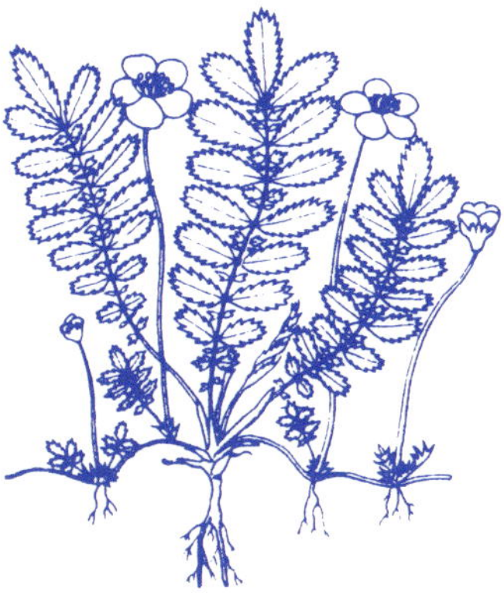

* *

Schon ehe es die Spritze gab,
hat man mit dem Krampfkraut
Entzündungen geheilt,
oder gar den roten Strich am
Körper zurückgebracht.

St. Göhl

Anmerkung: Krampfkraut = Gänsefingerkraut
(Potentilla anserina)

„Die richtige Ernährung ist wichtiger als alle Medizin, weil die Lebensmittel die Mittel zum Leben sind."

Quitten

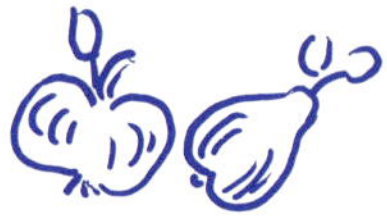

Quitten haben sich hervorragend bei Ischias, Rheuma und Gicht-leiden bewährt, da sie den Harnsäure-spiegel senken können.

Quitten vierteln oder achteln, mit Schale und Kernhaus kochen, (weil alles an der Quitte wertvoll ist) Zucker nach Geschmack beigeben und als Kompott essen.

Quitten können auch als Gelee oder Quittenbrot u.s.w. nach üblichen Rezepten zubereitet werden.

Gute Gesundheit wünscht

Agnes Katterer

Alles was du ißt, stärkt oder schwächt deine Gesundheit und deine Vitalität, genauso, wie deine positiven oder negativen Gedanken deine Seele belasten oder stärken

H. v. B.

Quittenbrot

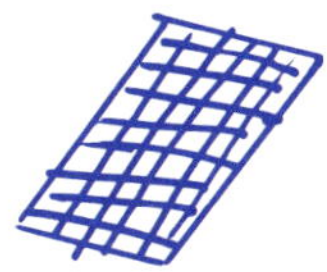

1 kg Quitten vorbereiten wie Quittenkompott
1 kg Rohrzucker
20- 50 gr Galgant
gehackte Mandeln nach belieben
Öl zum Ausfetten

Quitten und Zucker in einen großen flachen Topf füllen und ca. 1 Std gut durchkochen, zwischdurch umrühren.

Mandeln grob hacken und kurz vor Ende der Kochzeit zufügen.

Platten oder Tablett mit Backpapier auslegen, gut mit Öl einpinseln. Die abgekühlte Quittenmasse, nach zufügen des Galgantpulvers ca. 1cm dick darauf verteilen und ca. 3-4 Wochen an einem warmen Ort trocknen.

Das getrocknete Quittenbrot in Würfel schneiden, nach belieben in gemahlenen Mandeln wälzen und in Gläsern aufbewahren.

Guten Appetit wünscht A. Natterer

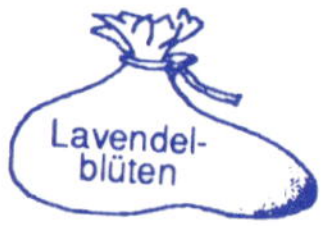

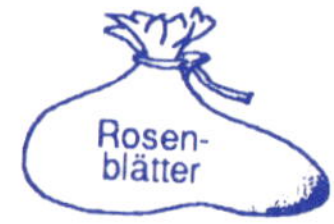

Ein einfaches
heißes Fußbad

bringt den Kreislauf in Schwung,
hilft bei Schmerzen,
bannt Erkältung
und nimmt Kopfschmerzen und Aufregung.

Aber dabei darauf achten, daß das Wasser langsam heißer wird (ansteigende Bäder). Schwache Personen sollten nicht zu lange baden, das strengt das Herz zu sehr an. Man kann zur Unterstützung auch Kräuter ins Bad tun:
z. B. Brennessel und Wacholder für Gelenke,
Fichtennadeln bei Erkältungen,
Lavendel für den Kreislauf (beruhigt),
oder Rosmarin zum Anregen (also nicht am Abend!).

Rezept nach Operationen, oder wenn man schlecht beieinander ist.

Auf ein $\frac{1}{4}$ l Obstessig 10 Knoblauchzehen 10 kleine Zwiebeln, 1 Handvoll frische Pfefferminzblätter und 10 Eßl Honig. Knoblauch, Zwiebel etwas zerschneiden.

Diese Mischung 1 Tag und 1 Nacht lang ziehen lassen dann abseihen. Immer vor den Mahlzeiten 1 kleines Schnabsgläschen trinken.

Guten Erfolg!

Paula Dorn

Nervenstärkung!

Die Einnahme von täglich 15 süßen Mandeln wirkt Nervenstärkend.
Auch Konzentrationsschwäche läßt sich mit Mandeln behandeln. Dafür zerkaut und ißt man 5 mal täglich, im Abstand von etwa 2 Stunden, je 3 Mandelkerne.

Besonders wirksam zur Kräftigung der Nerven und zur Verbesserung des Gedächtnisses ist zusätzlich zu den Mandeln die folgende Kur!

1 Teelöffel Apfelessig
1 Teelöffel schwarze Melasse
1 Teelöffel Honig
in 1 Tasse warmem Wasser gut verrühren.

6 Wochen lang 3 mal am Tag sehr langsam und in kleinen Portionen von dieser einen Tasse trinken.

H. Spr.

Gegen Schweißausbrüche

3 Bund Petersilie gehackt

3 Zitronen auspressen

500gr. Rohrzucker

1 Knolle Knoblauch
geschält und in Würfel geschnitten

1 Liter Wasser

Alles zusammen 20 Minuten kochen und eine Nacht oder einen Tag ziehen lassen, dann durch ein Sieb drücken und in Fläschchen füllen.

2 mal täglich zu den Mahlzeiten 1 kleines Schnapsgläschen trinken.

H.Spr.

Aromatischer Salbeiwein

2-3 frische Salbeistengel oder
10 g trockene Salbeiblätter
1 l Weißwein.

Den Salbei in ein sauberes Gefäß geben, Wein darübergießen, eine Woche stehen lassen u. immer wieder gut durchschütteln. Danach durch ein Tuch filtern.

=> Dreimal täglich kurmäßig ein Likörglas Salbeiwein

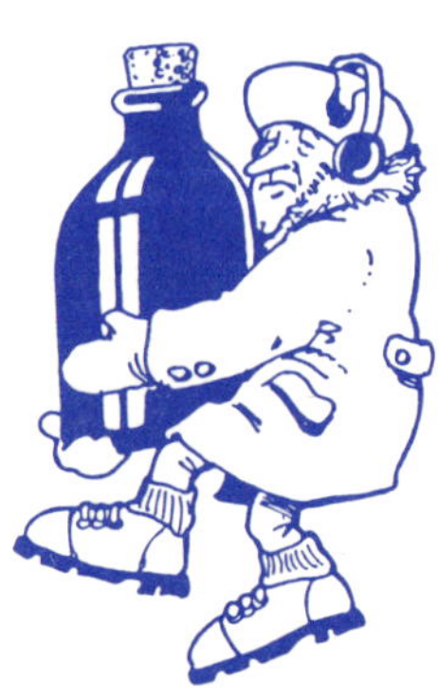

Herzwein

1 l Weißwein
2 EL Obstessig
10 Stengel Petersilie
300 g Bienenhonig

Wein, Essig und Petersilie 8-10 Min. leise köcheln lassen, Petersilie entfernen und auf 45° abkühlen
Nun wird der Bienenhonig dann aufgelöst, der Wein in Flaschen abgefüllt und im Kühlschrank aufbewahrt.
Täglich ein Likörglas davon trinken!

Der Herzwein ist gut für Kreislauf und Herz.

Haug Elisabeth

Zur Stärkung von Herz und Kreislauf!

In ein Weckglas 5 rohe Eier (frisch vom Bauernhof) hineinlegen, mit der Schale. Darauf Saft von 12 Zitronen geben. Eier müssen mit dem Zitronensaft bedeckt sein. Dieses 3 Tage stehen lassen (zugedeckt): Eierschale löst sich auf. Diese Masse durch ein Geschirrtuch pressen und 1 ℔ Honig zugeben, 7/10 Kognak zugeben, alles verquirlen bis die Masse schäumt. Warten, bis der Schaum sich absetzt, und dann in Flaschen abfüllen. All Tag a Schnapsgläsle vo deam guete Zuig trinke, des bringts.

Bemerkung: Sollten sich die Eier mit der Schale am 3 Tage noch nicht aufgelöst haben (da manche Eierschalen fester sind), das Glas 5 bis 6 Tage im Keller stehn lassen, im dunkeln. (Centa Diepolder)

Brennesselwein!

Eine 2l Weinflasche wird mit jungen Brennesseltrieben gefüllt. Mit Apfelwein (Most) aufgegossen, verschlossen und 2 Wochen in die Wärme gestellt. Dann abfüllen und probieren. Täglich 2 Likörgläschen voll trinken, sehr gut für Gesundheit. Vorallem Rheumakranke erfahren spürbare Erleichterung.

Maria Stegmann

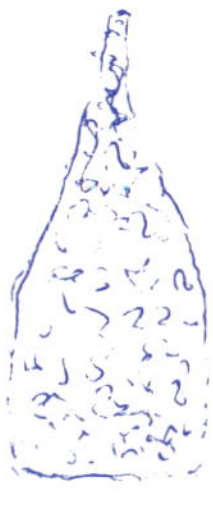

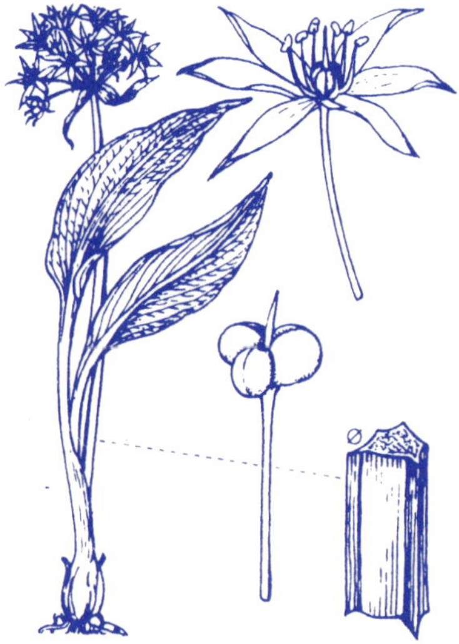

Bären-Lauch – *A. ursinum*
(hat "Blüten-Sterne" und eine Zwiebel)

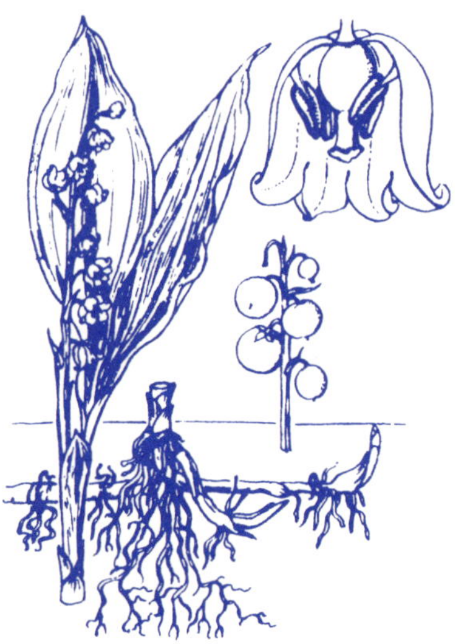

Maiglöckchen – *Convallária majális*
(hat unterirdischen Ausläufe = Rhizome, Blütenblätter verwachsen zur Glocke) Auch Unterschiede im Blütenstiel-Querschnitt.

Achtung!

Bitte beim Sammeln sehr sorgfältig vorgehen.

Passen Sie auf, daß Sie nie etwa BÄRLAUCH und MAIGLÖCKCHEN verwechseln.

Während Bärlauch wohl nicht, sind Maiglöckchen giftig!

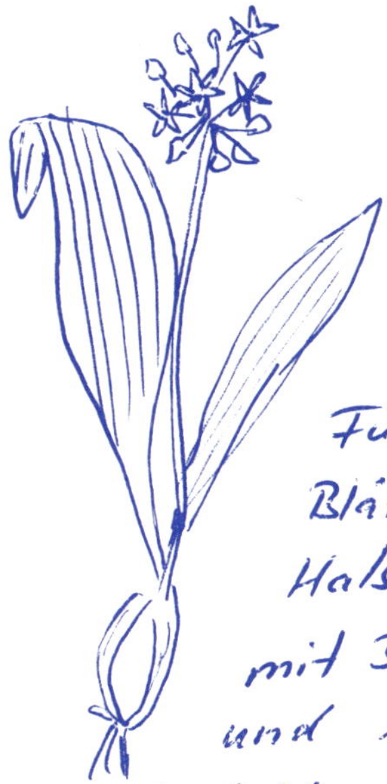

Bärlauchgeist

„wilder Knoblauch"

Nicht mit Maiglöckchen verwechseln!

Für den Geist: Kleingeschnittene Blätter werden locker bis zum Hals in eine Flasche gefüllt, mit 38-40%igem Korn übergossen und 14 Tage in die Sonne oder in Herdnähe gestellt. Nach dieser Zeit absaihen in Flaschen füllen. Täglich viermal je 10 Tropfen in etwas Wasser nehmen beugen Arterienverkalkung vor.

Bärlauchwein

Man nehme eine Handvoll kleingeschnittene Blätter, koche sie kurz in etwa 1/4 Ltr. Weißwein auf, süße nach Geschmack mit Honig und trinke von diesem Wein tagsüber langsam, schluckweise.

Bärlauch vor der Blüte pflücken, also von April - Juni

Rothärmel Ingrid

Schlehenlikör

Schlehenbeeren
Kandiszucker
Korn

Beeren waschen, in großen Behälter oder Schraubglas geben, bis zur Hälfte auffüllen. Bis zu 2 Drittel des Glases mit Kandiszucker abdecken, aufstoßen und bis 2 cm unter den Rand mit Alkohol auffüllen; Gläser verschließen und an einem warmen Ort ca. 6 Wochen stehen lassen. Zwischendurch aufschütteln. Den Inhalt in Flaschen abfüllen.

M. Kogel

Schlehenlikör

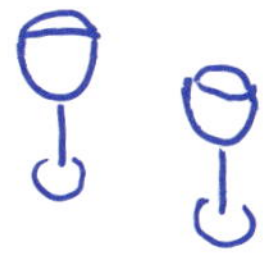

750 g Schlehen
200 g weißer Kandis
2 Zimtstangen
1 Fl. Doppelkorn (38 Vol-%)

Schlehen waschen gut abtropfen lassen, dann etwas zerdrücken. Dabei einige Steine zerstoßen, zur Aroma Verfeinerung. Die Früchte mit Kandis und Zimtstangen in ein gut schließendes Gefäß geben, den Korn darüber gießen. Im verschlossenen Gefäß bei Zimmertemperatur vier bis sechs Wochen ziehen lassen. Danach abfiltern und in Flaschen abfüllen. Kühl und dunkel stellen, wenigstens vier Monate reifen lassen.

Tip: Schlehen nach dem ersten Frost ernten od. über Nacht in die Gefriertruhe geben.

Schlehenlikör pur oder mit einem Schuß Sekt als Aperitif schmeckt herrlich.

Daniela Mair

Weißdorn-Marmelade

Weißdorn kann man gut essen, es treibt den Harn und hilft bei Herzbescherden.

Ende September erntet man die Früchte.

Man kann aber auch Blüten und Blätter trocknen und Saft daraus machen.

Mit Honig vermischt regt er die Durchblutung an.

Für Marmelade kocht man Früchte mit Zucker (voher Pürree machen) und Vanilleschote ein halbe Stunde.

Weißdornlikör

1 l Beeren mit
1 l Weingeist 70 % vermischen und
6-7 Tage stehen lassen. Ab und
zu schütteln.
1 l Wasser mit
750 g Zucker kochen.

Nach Erkalten mit dem Weingeist (ohne Beeren) mischen und ca. 4 Wochen stehen lassen. Dann absieben und in Flaschen füllen.
Statt Weingeist kann auch Obstwasser verwendet werden.

P. M.

Dreifrucht-Wein

3 Pfund Johannisbeeren, 1/2 Pfund Kirschen u. 1/2 Pfund Himmbeeren zerdrücken in einen Balon füllen.

7 l Wasser und 5 Pfund Zucker aufkochen und abkühlen lassen.

Etwas Hefe in den Balon geben, das Zuckerwasser darauf schütten. 3-4 x schütteln und an einem sonnigen Fenster gären lassen.

Nach 3-4 Wochen abfüllen.

Wer nicht liebt u. wer nicht lacht,
wer nie kleine Fehler macht,
wer nie trinkt und singt zugleich
ist lebendig schon a Leich!!!

Berta Blanz

Bei Eisenmangel

In einen Apfel einige Eisennägel stecken und im Backrohr Apfel weich braten. Nägel raus und Apfel noch warm essen.
Oder: Nägel einige Tage im Apfel stecken lassen.

Schmeckt auch noch gut und wirkt!

Tip von Birgit Sch.

Johanniskraut - Kräuterkissen

Das Johanniskraut (verwendet werden die oberen blühenden Teile) ist ein mildes Beruhigungsmittel, das als Tee getrunken, oder in Schlafkissen (mit Hopfen, Lavendel und Baldrian) gefüllt wird.

Besonders hilfreich ist es bei Nervosität und außerdem bei Beschwerden der Wechseljahre, da es auch stimmungsaufhellend wirkt.

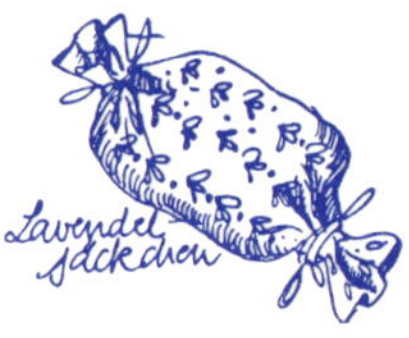

Gablo Andrea

Dinkelkissen

Dinkelkissen werden mit Dinkel-Spelzprodukten gefüllt. Kleinere Kissen können auch direkt auf die schmerzenden Stellen gelegt werden.

Anwendung:

Bei Gelenk-, Rücken-, Schulter- und Nackenschmerzen, Rheuma, Zahn-Schmerzen, Blasenleiden, Menstruations-beschwerden

Dinkelspelz speichert die Körperwärme, das Kissen läßt sich auch gut aufwärmen. Der Entspannungseffekt wird durch die Wärme gefördert.

Gabler Andrea

Bärlauchwein: Frühjahrskur

Man nimmt eine Handvoll kleingeschnittene Blätter, kocht sie kurz in 1/4 Weiß- oder Rotwein auf, süßt nach Geschmack mit etwas Honig und füllt die gefilterte Flüßigkeit noch heiß in dunkle Flaschen. Vor dem Mittagessen und vor dem Abendessen trinkt man 1 Likörglas voll. Die Kur sollte 4 bis 6 Wochen durchgeführt werden.

Der Bärlauch reinigt den ganzen Leib, treibt kranke, verstockte Stoffe aus, macht gesundes Blut, vertreibt und tötet giftige Stoffe. Bewährt sich bei unreiner Haut, Flechten, Ausschlägen und Rißen.
Senkt den hohen Blutdruck.
Auch bei Lungen- u. Wassersucht hilfreich

H. Spr.

Tip für das Frühjahr:

Blutreinigungskur zum Entschlacken

Man nehme einige junge Schößlinge von Brennessel und/oder Löwenzahn, die an einem sauberen Ort gepflückt wurden und presse den Saft aus.
Diesen vermischt man mit 1–5 Teelöffeln reiner Buttermilch (Menge langsam steigern) und trinkt ihn.

Mäßiges Fasten unterstützt die Wirkung, ebenso wie viel Bewegung an der frischen Luft und warme Leberwickel aus Heublumensäcken.

Zur Abwechslung kann man auch Tee aus Gänseblümchen, Bärlauch oder Birkenblätter trinken.

Frische, zarte Löwenzahnblüten und -kraut sind auch prima für den Salat geeignet.

Gut für die Entgiftung und zur Regeneration der Zellfunktionen und des Stoffwechsels.

Christine Mayerhofer

Löwenzahn

enthält reichlich Vitamin A, B und C,
außerdem auch Mineralstoffe, ätherische Öle,
Bitter- und Schleimstoffe.
Löwenzahn ist galle- und harntreibend, stoffwechselanregend, blutdrucksenkend und ideal für Frühjahrskuren.

Aus noch geschlossenen Blütenknospen macht man den besten Salat:
Eine Handvoll Knospen mit Salz, Pfeffer und einer Prise Zucker würzen und mit Zwiebel und Knoblauch zu gekochten Eiern und gebratenem Speck servieren.
Gut und gesund!

von Kerstin Kuhn

Bärlauch auf Butterbrot

Zur Entschlackungskur frische klein-geschnittene Blätter aufs Butterbrot gelegt, feingehackt auf Kartoffeln, in Knödeln mit Quark oder Frischkäse vermischt oder an sonstige Speisen gegeben, deren Geschmack man ansonsten mit Petersilie verbessert.

„Ausprobieren"

Bärlauch gibtes auf Wochenmärkten oder unten stehender Adresse.

Bärlauchessig

Eine Flasche 1/3 voll mit kleingeschnitt-enen Bärlauchblättern füllen, normalen Essig die Flasche auffüllen. 8 Tage stehen lassen, danach abseihen, schmeckt vorzüglich zu Endiviensalat oder anderen Salat.

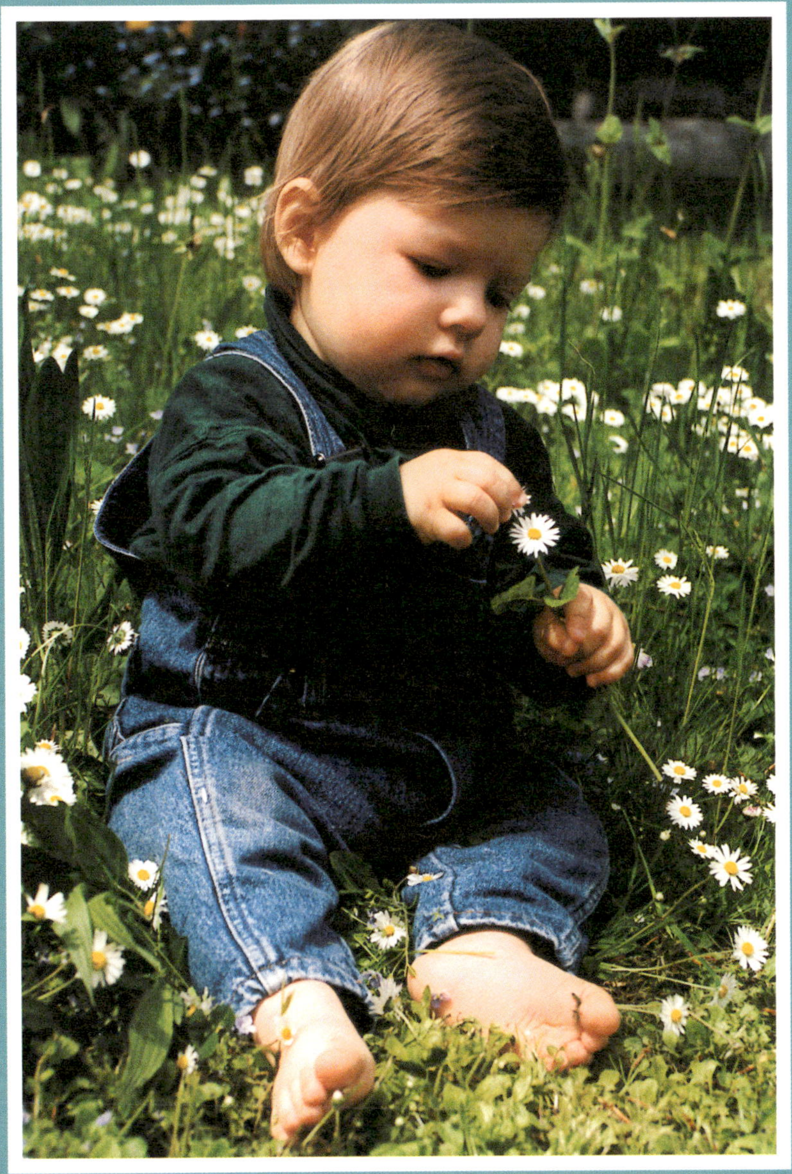

Lebe jeden Augenblick und über-lebe ihn nicht.
Manchmal muß man einen Schritt zurück gehen,
um weiter springen zu können.

KAMILLEN-DAMPFBAD FÜR SÄUGLINGE

Hat ein Baby Schnupfen helfen am besten feuchte, in Kamillentee getränkte Tücher, die man in seinem Schlafzimmer aufhängt oder aber ein Kamillen-Dampfbad.

Da man den Säugling jedoch nicht über den heißen Dampf halten darf, behilft man sich folgendermaßen: Man spannt einen Schirm auf und bindet ein großes Tuch (am Besten ein Bettlaken) darüber, so daß eine Art 'Zelt' entsteht. Dann stellt man den Topf mit dem heißen Kamillentee darunter und setzt sich selbst mit dem Baby ebenfalls darunter. Unter dem 'Zelt' entsteht bald eine angenehm warme, feuchte Luft, die einer empfindlichen kleinen Schnupfennase sehr wohl tut.

Huflattich-Sirup

Blätter in ein Glas füllen, abwechselnd eine Schicht Zucker dazwischen. Gut zubinden und Glas im Garten in ein Erdloch vergraben. Mit Erde zuschaufeln und gären lassen (ca. 2 Monate). Dann Inhalt auspressen und aufkochen. Ergibt Sirup, der bei Bronchial- und Asthmaleiden hilft. Bei Venenentzündungen oder Ohrenschmerzen direkt auf die Haut.

Silvia Leid

Alpenrosensirup

Bei Mandelentzündung jeden Tag 1. Eßlöffel voll nehmen.

5-6 gehäufte Hände voll Alpenrosenblüten (Die Blüten auszupfen.)
3 Liter Wasser
1 geschnittene Zitrone
24 Stunden stehen lassen und durchseihen.
Dann die Flüssigkeit zum Kochen bringen und mit 1 kg Zucker und einem 1/2 kg angebräunten Zucker so lange kochen bis ein Sirup entsteht.

Karin Adelgaß

Lindenlikör

50 g getrocknete Lindenblüten
10 g schwarzer Tee
1/2 Vanilleschote
1 g Muskatnuß
10 g geriebene Zitrone- oder Orangenschale
1/2 Liter Weingeist

Alles zwei bis drei Tage ziehen lassen. Dann einen Liter abgekochtes Wasser zufügen und noch einmal eineinhalb Wochen ruhen lassen. Filtern und abfüllen. Kräftigt und fördert die Verdauung.

Mit Honig als Tee aufgebrüht hilft es gegen Erkältungen.

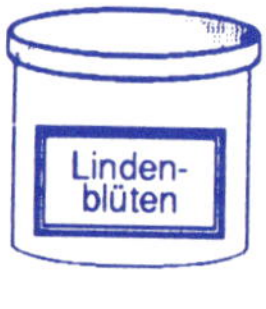

Pfefferminze

der klassische Tee bei Erkältungskrankheiten, läßt sich auch als Likör oder Gelee herstellen und tut auch so seine Dienste.

Für den Likör:

10 Zweige Pfefferminze, 3 Zweige Zitronenmelisse, 5 Nelken, 10 Korianderkörner (zerstoßen), 250g Honig und ein Liter Doppelkorn. Blätter grob hacken und alles in Flasche füllen. Schütteln 3-4 Wochen in Sonne stellen, abgießen.

Für den Gelee:

200g Pfefferminzblätter mit halbem Liter kochendem Wasser übergießen, nach 15 Min. absieben. Ein paar Blätter aufheben. Etwas Zitronensaft und restliche kleingehackte Blätter zugeben. Dann 1,5 Liter Wein oder Wasser und 750g Gelierzucker zugeben. Wie normale Marmelade kochen.

Hausmittel gegen Erkältungskrankheiten

1 Eßl Honig (am Besten Waldhonig)

1 Eßl ausgepreßten Zitronensaft

1 Eßl Melissengeist

1 Eßl Wasser

zusammen erhitzen und Teelöffelweise heiß trinken

Gute Besserung

R. Kiesel

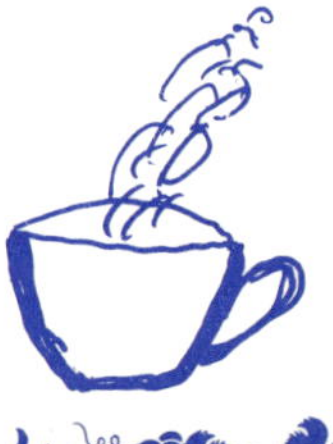

WEGERICH-BONBONS

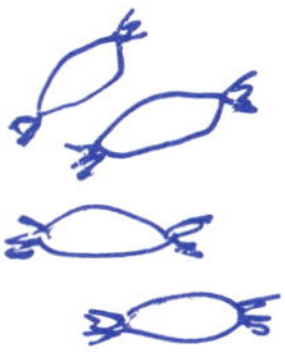

GUT BEI HUSTEN ODER HALSWEH

300 g SPITZWEGERICHBLÄTTER mit 0,7 Liter WASSER etwa HALBE STUNDE KOCHEN, Dann DURCH EIN SIEB streichen Mit 30 g TRAUBENZUCKER, 400 g normalem ZUCKER und 30 g BUTTER verrühren. Etwa ein Viertel Stunde kochen und dann auf ein Brett (feucht oder mit Butter bestrichen) streichen. Kalt werden lassen und dann in Stücke schneiden.

Zwiebelguatsla
(gegen Husten u. Bronchitis)

1/2 ℔ Zwiebel

1/2 ℔ Zucker

1/2 l Wasser

Die geschnittenen Zwiebel werden in 1/2 l Wasser 5 Min. gekocht dann abgeseiht. Dann gibt man den Zucker zu dem Sud dazu, und läßt alles solang kochen bis es gelb-braun ist. Man gießt den Brei auf eine Holzplatte, und schneidet noch warm kleine große Stücke.

Annelore Haggenmüller

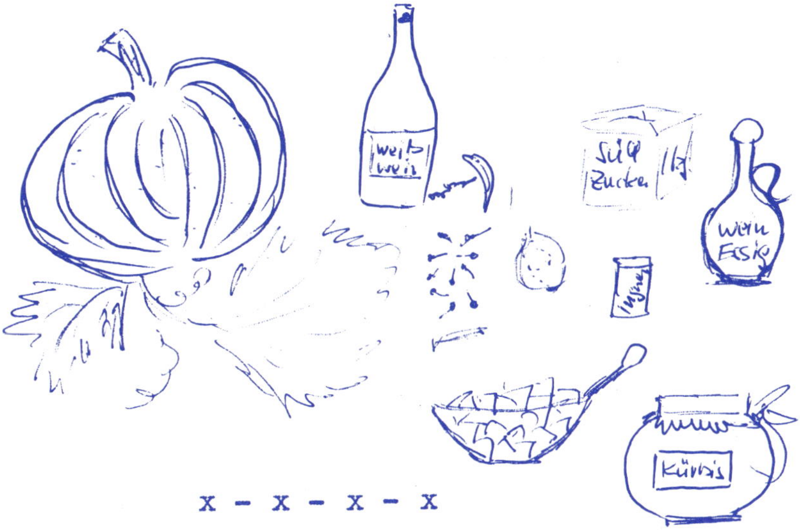

x - x - x - x

Zwiebelbonbons

Gegen Husten und Heiserkeit

500 g Zucker (besser-Würfelzucker)

1 große Zwiebel B. Rauh

125 g Kokosflocken (nach Belieben)

je 2 Eßl. Wasser und Essig

Zucker und Essigwasser schmelzen, rasch die geriebene Zwiebel zugeben und honigfarben bräunen. Wenn gewünscht, Kokosflocken jetzt zugeben. Noch kurz durchrühren, dann die Masse auf leicht gefettete Kuchenplatte gießen, halb erstarrt in Würfel schneiden, wenn sie ganz erkäätet ist, in kleine SDtücke brechen, am besten in Dose aufbewähren. Diese Medizin ist schnell und billig zuzubereiten und wird gern genommen.

Fichtenbonbons

Ein Kilo junge Fichtentriebe in einem halben Liter Wasser kochen und Sud abseihen.
500 g Zucker dazu.
Dann mit etwas Butter karamelisieren (besser kleine Mengen) und wenn Masse fest ist (wenn Fäden abbrechen) auf nasses Brett streichen und Vierrecke mit dem Messer einschneiden.
Wenn sie trocken sind, zu Bonbons abbrechen.

ZWIEBELSIRUP

Man schält 2 oder 3 große, rote Zwiebeln, schneidet sie in Scheiben und setzt sie mit etwa 4 Eßlöffel gutem, aber kristalisiertem Honig in einer Schüssel an. Unter mehrmaligem Umrühren läßt man alles 20 bis 24 Stunden stehen. Den entstandenen Sirup gießt man in eine gut gereinigte Flasche und bewahrt sie verschlossen im Kühlschrank auf.
Bei Bedarf nimmt man mehrmals täglich 1 Teelöffel unverdünnt ein.
Bei Babys und Kleinkindern taucht man ggf. den Schnuller in den Sirup.
Der Sirup hilft bei Erkrankungen der Bronchien wie Bronchitis, Husten und starke Verschleimung.
Im Kühlschrank hält er mehrere Tage.

Zwiebeltee

bei Husten und Bronchitis

1-2 Zwiebeln mit der Schale in Ringe schneiden in 1/4 l kochendes Wasser geben und 10 Min ziehen lassen. abseihen und mit Honig süßen.

Ulrike Scholz

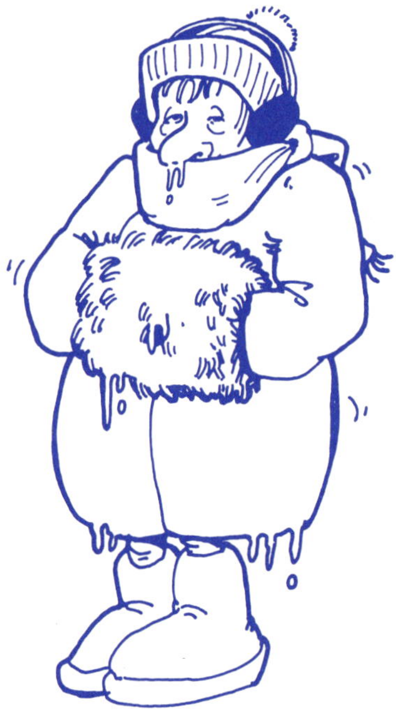

Erkältung

Zwiebeltee: 2 große Zwiebeln in Scheiben schneiden und in ½ l Wasser 15 Minuten kochen. Inzwischen 2 Tas. Fencheltee aufbrühen, 10 Min. ziehen lassen. Fencheltee mit Zwiebelsud mischen, durchseihen u. mit reichlich Honig abschmecken. Täglich 3 Tassen lauwarm trinken.

Hedwig Diebolder

Mandelentzündung

Ca. 6-8 gekochte Pellkartoffeln mit Schale zerdrücken in ein Säckchen (Geschirrtuch) füllen. So warm wie man es erträgt um den Hals legen.
Mit Frottiertuch abdecken und anschließend ruhen.
Kann beliebig oft wiederholt werden.

I. Fünkel Gute Besserung

Gegen Fieber

Essigwickel od. Strümpfe

½ Wasser ½ Essig in eine Schüssel geben, ein Baumwoll=tuch od. Baumwollsocken eintauchen und nicht mehr tropfend um die Waden wickeln oder Socken an=ziehen nochmals ein Tuch darüber – wennes es trocken wird wiede holen.

Gerade für Kinder kann für das erste mal geholfen werden. Lassen die Fieber nicht nach, den Arzt rufen

Anti-Grippe-Tips einer erkältungsgefährdeten Kirchenmaus (Organistin u. Chorleiterin)

Bei den ersten Anzeichen von Grippe trinke man einige Tassen heißen Lindenblütentee mit Honig oder Holundersaft und lege sich anschließend ins Bett. Holunder und Lindenblütentee sind schweißtreibend und stärken so die Abwehrkräfte.

Bei Halsweh gurgelt man mit Salbeitee oder verdünnter Arnikatinktur – oder auch nur mit kaltem Wasser: dadurch wird die Halsentzündung abgekühlt und die Schwellung klingt ab.

wenn die Nase zu laufen anfängt, kann man Salzwasser die Nase hinaufziehen; dadurch werden die Schleimhäute befeuchtet und die Schnupfenbazillen haben weniger Angriffsfläche.

Bei Erkältungen sollte man außerdem viel trinken:

- schluckweise Wasser, damit Mund- u. Rachenschleimhäute nicht austrocknen

- Fruchtsäfte mit hohem Vitamin-C-Gehalt, wie Johannisbeer-, Orangen- oder Sanddornsaft.

Ulrike Bantleon-Bader

Halsentzündung, Grippalem Infekt!
Schnupfen!

Bei beginnender Erkältung, Zitronensaft (ungespritzte Zitrone) frisch ausdrücken und mit einer Pipette (Apotheke) tief in jedes Nasenloch eintropfen. Der Zitronensaft wirkt augenblicklich virenabtötend, ohne die geringste Nebenwirkung.
Bei zurückgeneigtem Kopf tief in jedes Nasenloch eingebracht, fließt der Saft im Hals hinunter und erreicht die Flächen, die sonst mit keinem Medikament zu erreichen sind. Der Saft brennt nicht, wirkt auch sonst in keiner Weise unangenehm.

HSpr.

Hat man <u>Schnupfen</u>,
geht man zum Landwirt
und sammelt Heublumen.
(Getrocknete Heublumen.)
Diese werden in eine Schüssel
mit kochendem Wasser vermischt.
(Kurz etwas stehen lassen.)
Dann muß der Kopf, über die
Schüssel mit dem Tuch bedeckt
werden. (ca. 10 Min mindestens.)

Für Kinder nicht geeignet, wegen
kochendem Wasser.

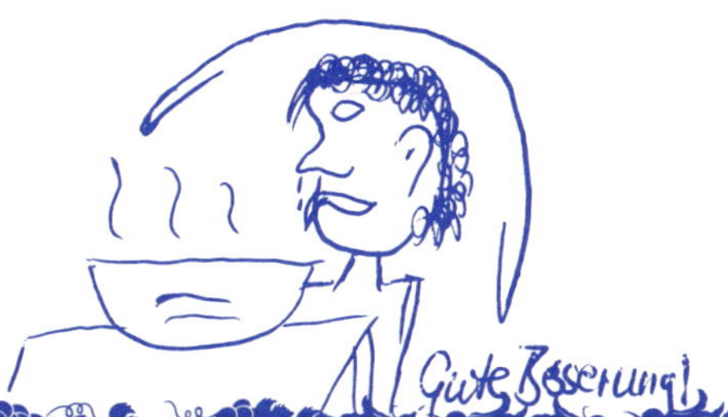

Kienle
Gabriele

Über den Knoblauch:

Eine tolle Knolle

Knoblauch ist ein tolles Mittel zur Darmsanierung, wirkt gegen Bakterien, Pilze, schützt vor Ruhr, entgiftet und wirkt lebensverlängernd.

Wenn man geschälte Zehen in Honig einlegt, verringert dies deren Geruch. Man sollte die Zehe allerdings dann ganz schlucken.

Bei Mittelohrentzündung von Kindern kann man einen Knoblauchwickel probieren: 2-3 Zehen kleinhacken, in ein Baumwolltuch legen, auf das Ohr legen und mit einer Mütze oder einem Schal fixieren.

Bei Keuchhusten stellt man einen Zwiebelsirup her:

2-3 mittelgroße Zwiebeln kleinhacken in einer Schüssel schichtweise mit Zucker bestreuen, abdecken und einige Zeit stehen lassen
Den Sirup trinken.

Christine Mayerhofer

Mir im Ranzenhof kochet nimmer alla bloaß mit Wassr, wia ma so set, probierets o amol und kochet an Polenta mit ar Milch.

Bei Ohrenschmerzen braucht man nicht zum Doktor sondern zum Bauer, der direkt die warme Milch ins Ohr milkt.

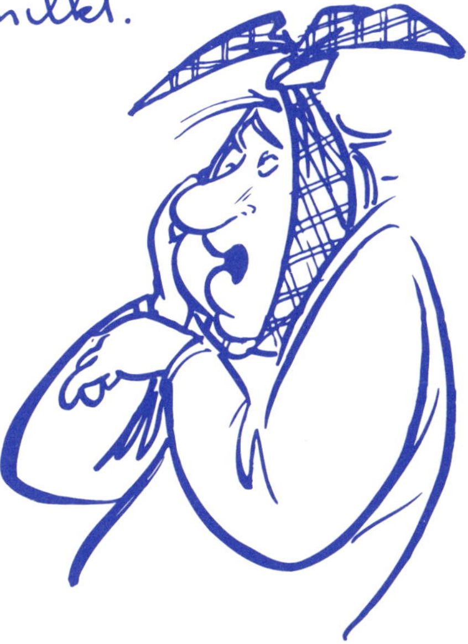

Hustensaft

Großen schwarzen Rettich aushöhlen, mit braunem Zucker oder Kandiszucker füllen, unten ein Loch einstechen damit der Saft austropfen kann, dann auf ein Glas setzen. Den dabei entstehenden Saft über den Tag verteilt einnehmen. Ist gut für Jung und Alt. Soll sogar bei Keuchhusten helfen.

Viel Erfolg und Gesundheit

von Berta Veit

Hustensaft, nicht nur für Kinder.

Eine Zitrone in heißes Wasser legen; Wenn sie durch und durch warm ist, auf der Tischplatte rollen, daß sie recht saftig wird. Auspressen, den Saft in ein ver-schließbares Marmeladeglas geben und 4x soviel guten Honig dazu. Nun rühren bis der Honig aufge-löst ist. Davon öfter am Tag ein halben Teelöffel voll nehmen. (Nicht zu viel auf einmal, wegen der Säure.) Das lößt den Schnupfen und den Hus-ten und steigert die Abwehrkräfte.

Immer gut eindecken, damit das Vitamin C nicht verflüchtigt.

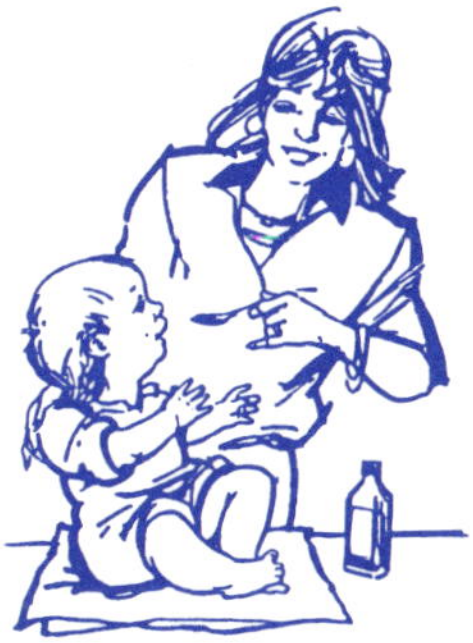

Spitzwegerich-Hustensaft

Eine große Schüssel voll gewaschene Spitzwegerichblätter mit wenig Wasser gut auskochen, diesen Sud abseihen und mit gleich schwer Zucker (½ Zucker ½ Kandiszucker) leicht kochen bis der Zucker aufgelöst ist. Kalt werden lassen. Zum Abfüllen kleine Flaschen verwenden.

Zuerst ein Stamperl Weingeist in die Flasche geben (wegen der Haltbarkeit) und mit dem Spitzwegerichsaft vollfüllen. Bei Kindern mit dem Alkohol sparen, lieber öfters den Saft machen.

Der Hustensaft soll oft in kleinen Schlucken zu sich genommen werden.

Ranzenhofrezept

Hustentee

Zutaten: 3-4 Zwiebeln,
2 EL Kandiszucker,
2 TL Kümmel,
2 EL Kamille,
1 l Wasser

Zubereitung: Geschnittene Zwiebeln mit Kandiszucker und Kümmel 10 Minuten im Wasser kochen, bis die Zwiebeln glasig sind. Dann Kamillenblüten dazugeben, den Topf von der Kochstelle nehmen und weitere 10 Minuten ziehen lassen. Dann den Tee abseihen.

Der Tee kann über den Tag verteilt getrunken werden. Er lindert schnell den Hustenreiz und ist ohne Nebenwirkungen.

Marlene Köpf

Hustensirup
(„Schneckensaft")

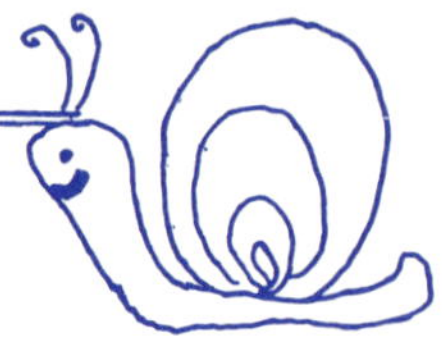

Zutaten: 1 Pfund Zucker
ca. 80-100 Nacktschnecke (Roßschnecken)
findet man am Besten abends oder am frühen Morgen im Tau.

Zubereitung:
Einen Gefrierbeutel über die Hand stülpen und damit die Schnecken aus dem Gras klauben. So bleiben die Finger sauber. Schnecke in einen Plastikeimer geben, Zucker darüberschütten, mit Plastikkochlöffel umrühren. Deckel drauf und über Nacht stehen lassen. Am nächsten Tag durch feines Haarsieb mehrmals abseihen, Saft auffangen, Schnecken wegwerfen. Falls Saft zu zähflüssig ist, mit etwas warmen Wasser verdünnen. In dunkle, kleine Flaschen füllen und gut kühl lagern. Er hält sich ca. 1 Jahr, am Besten im Kühlschrank oder Keller.

Dosierung: Bei Husten, Bronchitis, Halsweh
3x tägl. 1 Eßlöffel ca. 1/2 Std. vor dem Essen.

➔ ist sehr beliebt bei Kindern und hat leicht antibiotische Wirkung.

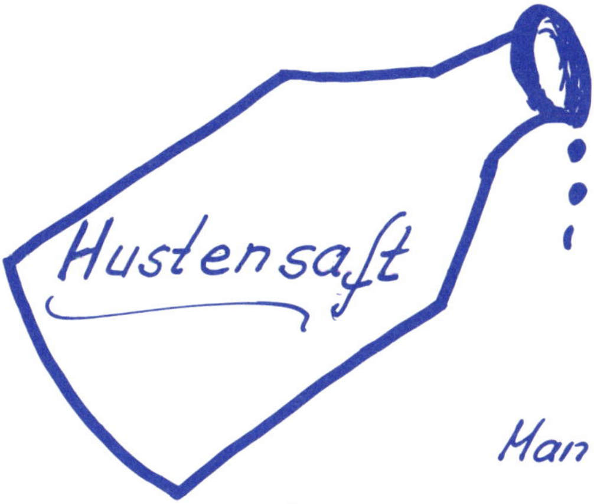

Man nimmt einen schwarzen Rettich und schneidet mit dem Messer einen kleinen Deckel ab. Das untere Stück wird sauber ausgehölt und mit Zucker aufgefüllt. Danach deckt man ihn mit dem abgeschnittenen Stück zu und läßt ihn Saft ziehen. Dieser ist sehr schmackhaft und hustenlindernd. Man kann den Rettich mehrmals mit Zucker füllen, bis das Fruchtfleisch völlig ausgelaugt ist.

Ch. Ritter

Immer roch sie nach Eukalyptus – aber erkältet war sie nie

Eine alte Bauerin beträufelte damit ihr Taschentuch bei Erkältungswetter. Sie machte damit Inhalationen (5 Tropfen dieser Mischung mit einem Liter kochendem Wasser übergießen und unter einem Tuch die heilsamen Dämpfe einatmen.)

Bei ersten Anzeichen einer Erkältung abends vor dem zu Bett gehen die Brust damit einreiben.

Die Bauerin will damit „sogar Kopfschmerzen und Rheuma vertrieben" haben.

Das Wundermittel bestand aus

Pfefferminzöl

Eukalyptusöl und

Latschenkiefernöl aus gleichen Teilen

Die Öle kann man sich in der Apotheke mischen lassen

Majoransalbe (in der Apotheke erhältlich) gegen Säuglingsschnupfen

Die Nasenflügel und den Nasenrücken mit der Salbe einreiben

Judith Mang

Hagebuttenlikör stärkt die Abwehr bei der Grippezeit

Man gibt 750 g gewaschene u. halbierte Hagebutten mit 2 Stangen Zimt in ein Glas und setzt 1 - 1 1/2 Liter Obstler zu. Nach 10 Tagen kocht man 1 Pfund Zucker mit 1/4 l Wasser auf. Während diese Masse erkaltet, filtriert man die Hagebutten über ein Tuch ab.
Die Flüssigkeit gibt man in die Zuckerlösung und nun kann man den fertigen Likör in Flaschen abfüllen.

Bleibet allat gsund

Claudia Maß

Johannisbeerwein!

für einen 20 l Ballon:

5 kg reife, rote Johannisbeeren mit Stiel werden gewaschen und von allen Blätter und Blättchen gereinigt, in den sauberen Ballon gefüllt. Dann werden 5 Kg Zucker in ca. 6 l lauwarmem Wasser aufgelöst und zu den Johannisbeeren gegeben. Ballon muß randvoll sein. Notfalls noch etwas Zuckerlösung dazugeben. Gärspund aufsetzen und an einem warmen Ort (Sonne) gären lassen.

In der Kirchweihwoche abfüllen: Durch ein sauberes Tuch laufen lassen, in Flaschen füllen, gut verschließen. In der kalten Jahreszeit sehr gut für Glühwein. Genauso macht man Schlehenwein. Sehr gut bei Grippe!

Kamille als Likör

Nicht nur als Tee gesund, als Likör auch gesund und gut !
Man nehme frische Kamillenblüten (kann man gut im Garten anpflanzen) und fülle zu 1/3 eine Flasche. Dann mit trockenem Weißwein aufgießen und zwei Wochen stehen lassen (zwischendurchschütteln). Dann abgießen (und Blüten ausquetschen).
Abfüllen.

Super für die Verdauung!

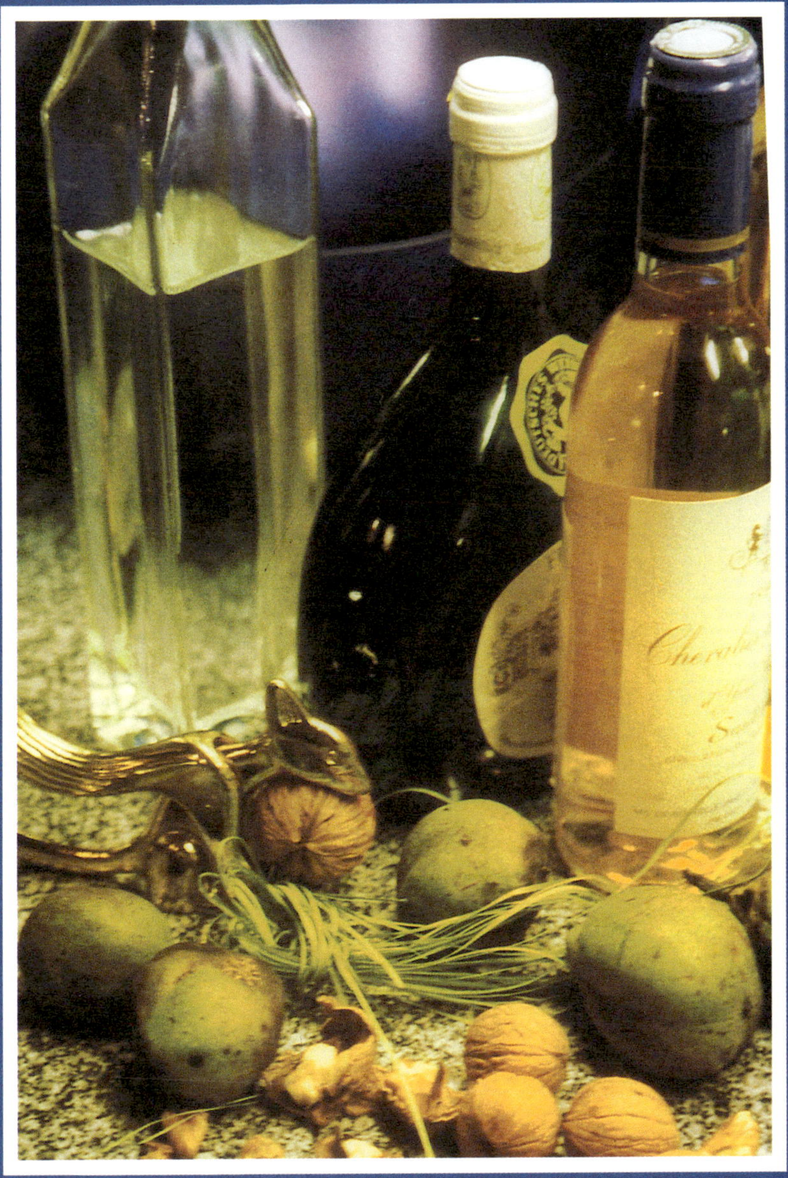

Wenn ich gut klingen will, muß ich mich stimmen,
so wie die Saiten auf der Gitarre. Wenn ich nicht
mehr im Lot bin, muß ich mich neu einpendeln.

Bei Erkältungen:

Holunder-Branntwein

1 kg reife Holunderbeeren
entstielt u. gewaschen
125 g Zucker
1 Flasche (0,7 l) Weinbrand

- Beeren mit Zucker in einen Topf geben
- bei geschlossenem Topfdeckel solange kochen, bis Beeren geplatzt sind
- kräftig durchstampfen
- durch ein mit Mulltuch ausgeschlagenes Sieb abseihen; über Nacht stehenlassen
- Masse im Sieb nochmals ausdrücken
- Saft mit Weinbrand mischen
- in Flaschen füllen u. gut verschließen

Nach 6 Wochen ist der Holunder-Branntwein gebrauchsfertig.
Bei Erkältungen empfiehlt sich folgende Mischung:

2 Schnapsgläser Holunder-Branntwein

1 Schnapsglas Zitronensaft

in einer großen Tasse mit kochendheißem Wasser auffüllen und möglichst heiß trinken. Nach Geschmack süßen.

Holunder kann auch statt mit Weinbrand mit Rum angesetzt werden und dann z.B. in heißem Tee getrunken werden.

Martina Ziegler
Hueichhöfen

Holundersaft

Den Dampfentsafter mit Holunderbeeren auffüllen, 2 Äpfel darauf und 2 kg Zucker.
Der gewonnene Saft wird in Flaschen abgefüllt.

Den Saft mit Wasser verdünnen.

Sehr gut bei Erkältung.

Pfeferle Maria

Holderlikör

3½ kg Holder mit 1 l Wasser 10 Min. kochen, dann abseihen. Den Saft mit 750 gr Zucker, 3 P. Vanillezucker und 1 Zimtrinde aufkochen, kalt stellen. Zum Schluß 1/4 l Weingeist unterrühren.

Jeden Tag a Gläsla isch gsünder wia manche Medizin.

S. Steinhauser

Heilwirkungen des Holunders

- In der Blüte sind ätherische Öle, in der grünen Rinde Saponine und Alkaloide enthalten
- er wirkt harntreibend, schweiß-fördernd, abführend, auswurffördernd, blutreinigend und fiebersenkend
- Holunderblütentee: bei Grippe, Bronchialkatarrh, Heiserkeit, Husten und bei Gicht
- ein Umschlag von frischen Holunder-blüten lindert anhaltenden Kopfschmerz
- Holunderblättertee: bei beginnender Lungenentzündung und Nierenstörungen
- einen Schlafttrunk erhält man durch Vermischen von 1/2 ltr. Wasser mit 2 EL Holundersaft
- Holundersaft: bei grippalen Infekten, wirkt fiebersenkend und stärkt die Abwehrkräfte
- Holunderbeeren sind reich an Vitamin A, B und C.

Holunderlikör

3 ℔ Holunder (nur Beeren)
in 1 3/4 ltr. Wasser
2 Std. kochen
abseihen, (Rest in altem Tuch
ausdrücken)
Saft mit 1 Vanillestange
und 1 kg Zucker 10 Min. kochen.
– kalt stellen –

0,7 ltr. Rum (38 - 40 %) dazugeben,
abfüllen.

Gut bei Erkältungskrankheiten!

Maria Neumann

Salbei - Mundwasser

heilt u. kräftigt blutendes Zahnfleisch

6 Salbeiblätter
1 Pr. Meersalz
1/2 l kochend. Wasser

Man hackt die gewaschenen Blätter fein, gibt d. Salz ins kochende Wasser, übergießt damit die Blättermischung, läßt sie abkühlen. Abseihen. Unverdünnt als Gurgelmittel verwenden.

Dobler Rosi

Brennessel-Samen-Wein

Samen von großen Brennesseln abstreifen (im Herbst und am besten mit Handschuhen), zerstoßen und in Flasche geben, mit 3/4 Liter Weißwein übergießen. 20 Tage ziehen lassen, täglich schütteln, dann filtern und mit 100 g Honig vermischen. Abfüllen, gut verschließen und kühl aufbewahren.

Täglich bis zu 3 x je 1 Likörglas trinken, hilft vorzeitiges Altern zu verhindern und auch prostata-leidende Männer schwören darauf!
Wirkt harntreibend und enthält viel Vitamin E!

Blutwurzenschnaps

30 g Blutwurzen
30 - 50 g braunen Kandisz.
0,7 l klarer Schnaps 32 %
Die geputzten Blutwurzen in feine Scheiben schneiden und in eine Flasche füllen. Den Kandisz. dazu und mit Schnaps auffüllen. Hin und wieder schütteln bis sich der Zucker aufgelöst hat. Wenn die rot-braune Farbe erreicht ist, ist er fertig. Gut für Magen u. Darm-beschwerden.

Josefa Scholl

Lavendelwein

3/4 l Weißwein
20 g Lavendelblüten

Die Lavendelblüten mit dem Weißwein übergießen u. gut verkorkt 10 Tage ziehen lassen. Der Wein erzielt eine beruhigende Wirkung u. ist sehr schmackhaft.
Lavendel ist hilfreich gegen Blähungen u. hat eine galle- und wassertreibende Wirkung.

Adler Rosi

Wertvolles aus Vogelbeeren (Eberesche)

Vogelbeerschnaps

Reife Vogelbeeren abpflücken, waschen und in eine Flasche füllen. Mit klarem Schnaps auffüllen, bis sie bedeckt sind. Die verschlossene Flasche ca. 4 Wochen stehen lassen, abfüllen.
Bei Magenschmerzen je nach Bedarf ein Gläschen davon trinken.

Vogelbeerenmarmelade

Vogelbeeren abpflücken und waschen. Dicke Marmelade kochen ~~mit~~ halb soviel Zucker wie Beeren. Noch heiß in Gläser füllen.
Bei Magenschmerzen mehrere Tage lang morgens auf nüchternen Magen einen Löffel davon essen.

Irene Hipp

Schw. Johannisbeer Likör

1 Tasse Schwarze Johannisbeer
1 Tasse Zucker
1 Vanillzucker
3/4 l. Schnaps

Alles mischen und dann 4 Wochen stehen lassen. Dann abseihen und abfüllen

Prost!
Ist sehr gut f. Bauchweh.

Tanni Hatt

Holunder-Schnaps

Zutaten: 2000 g Holunderbeeren,
2 l Wasser,
1 kg Zucker,
Vanillin-Zucker,
1/2 l Weingeist

Zubereitung: Die Holunderbeeren mit Wasser und Zucker kochen, abseihen und den erkalteten Saft mit dem Weingeist mischen. Sofort in Flaschen füllen. Einige Monate lagern. Ergibt 3 1/2 l Schnaps.

Marlene Köpf

Den Holunderschnaps kann man zum Vergnügen trinken, aber auch als Medizin. Er ist sehr gut bei Magenverstimmungen. Außerdem schmeckt er sehr gut.

Altes Hausmittele

Bei Magenverstimmung oder Darm- und Verdauungsproblemen:
1 l Enzianschnaps mit 3 Eßl. Kalmuswurzel ansetzen und 2 Wochen ziehen lassen. Nach dem abseihen täglich 1-2 Gläschen trinken, oder einfach nur bei Beschwerden ein Stamperl.
Schmeckt eigenartig, aber hilft bestimmt!

eine schnelle Genesung
wünscht

Friederike Rietzler

Fürs Wohlbefinden den ganzen Tag, zudem für einen guten Magen und gute Nerven:

„Man trinke jeden Morgen nüchtern 1 Tasse Fenceltee und Thymiantee gemischt."

Zubereitung:

1 Teel. Fencel und 1 Teel. Thymian in 1 Tasse geben, kochendes Wasser darüber gießen, 2-3 Minuten ziehen lassen, abseihen und schluckweise trinken.

Gute Gesundheit!

E. M.

Es gibt tausende von Krankheiten aber nur eine Gesundheit!

Verstopfung:

Ein altbewährtes Mittel aus Großmutters Hausapotheke:

Man nimmt jeden Morgen vor dem Frühstück einen Teelöffel Senfkörner (Wirkung spätestens abends)

Heilkräuter bei Verstopfung:

Faulbaumrinde, Holunder, Löwenzahn, Rhabarber, Schlehe, Obst und Gemüse nicht vergessen

Olivenöl (kaltgepresst!)

hat eine unglaubliche Tiefenwirkung und Heilung. Tägliche Einreibungen mit Olivenöl bewirken Elastizität aller Gelenke!

Hermine Wiedemann

Gastritis

(Magenschleimhautentzündung)

⇒ Dafür gibt es ein sehr gutes, einfaches Mittel.

Wer noch ein Wasserschiff hat, kann das Wasser darin erwärmen, ansonsten das Wasser auf dem Herd erwärmen.

Lassen Sie das Wasser mindestens 6x aufkochen und danach wieder abkühlen. Von diesem Wasser trinkt man immer eine Tasse voll, langsam und schluckweise, wenn die Schmerzen kommen!

⇒ Das Mittel hat schon vielen geholfen

Anita S.

Bei Blähungen bei Kindern, aber auch bei Erwachsenen hilft Kümmel- oder Fenchel-Tee.

2 Teelöffel Samen mit heißem Wasser übergießen, 10 Minuten ziehen lassen. Schon eine Tasse wirkt Wunder. Hilft gegen Magenbeschwerden, Blähungen, Krämpfe.

Bei Erwachsenen gut ist auch Kümmelschnaps. Dazu 50 Gramm Kümmel mit Dreiviertel Liter Schnaps 10 Tage ansetzen und dann möglichst kalt je ein Likörglas voll trinken.

S. B.

Bei Bauchweh der kleinen Kinder:

GEBET FÜRS GRIMMEN

„Jerusalem, Jerusalem,
du jüdisch Stadt,
wo man Jesus Christus gekreuzigt hat,
daraus fließt Wasser und Blut."

Mit der rechten Hand über fahren
und Kreuz machen.
Dreimal beten.

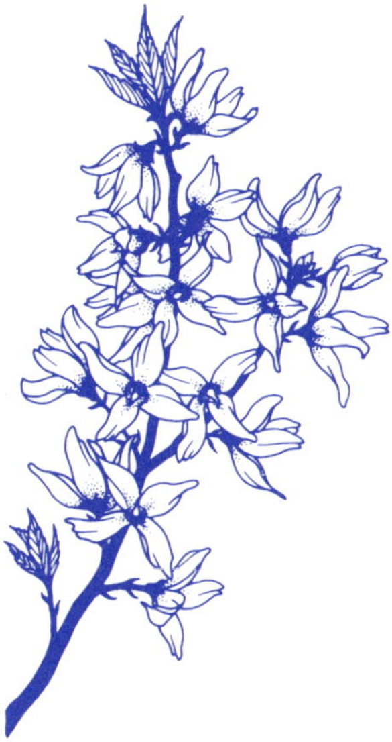

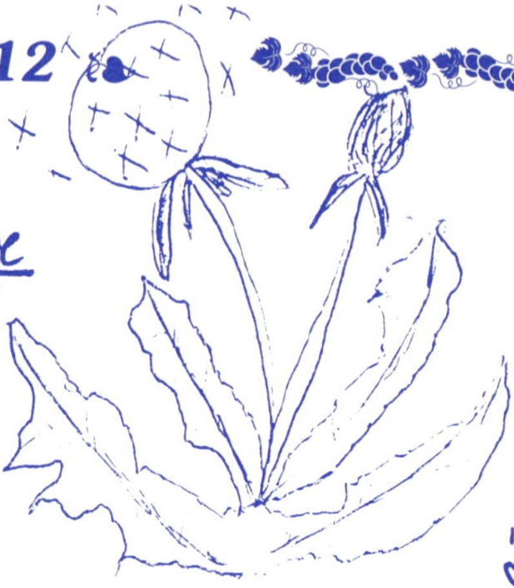

Löwenzahnmix

viel Wasser
(1/2 Mixbecher)
1/2 Apfel o. Bananen/Ananasscheibe
1 Handvoll frischgepflückter Löwenzahnblätter

(und eventuell 1 Knoblauchzehe zufügen)

im Mixgerät fein Mixen und ~~sofort~~ trinken! eventuell mit Wasser noch dünnflüssiger machen.

Kann man auch zur Suppe zum verfeinern dazugeben.

Tip: Löwenzahn ist gut für Stoffwechsel, Verdauung, Lunge, lindert Rheumabeschwerden, bekämpft Gallenbeschwerden, entgiftet die Leber.

Sandra Göser

Pastinakensalat

2 kg Pastinakenwurzeln
500 g Rote Paprika
Salatmarinade aus 1 l Wasser, 1/4 l Essig,
1 Eßl Salz, 3 Eßl. Zuckeer, 1 Teel. Pfef-
fer kochen.

Zubereitung:
Pastinaken gründlich waschen und bürsten,
in 2-3 mm dicke Scheiben schneiden. Paprika
waschen, von Kernen und Innenrippen befr ei-
en, in 1 cm breite Streifen schneiden, ab-
wechselnd mit den Pastinaken in mittel-
große Schraubgläser schichten. Die abge-
kühlte Marinade bis 2 cm unter den Glas-
rand aufgießen und die Gläser mit dem
Schraubdeckel verschließen, im Dampftopf
oder Weckapparat 20 Minuten bei 90 Grad C
sterilisieren.
Bei Verwendung nachwürzen, Zwiebelwürfel,
frische Kräuter und Öl zugeben. Pastinaken-
salat ist gut geeignet als schnelle Salat-
beilage zu allen Fleischgerichten!
Pastinaken wirken vorbeugend gegen
Prostataleiden.

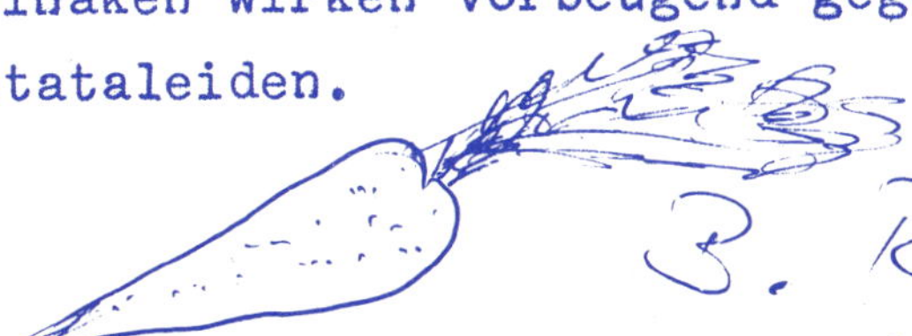

B. Rauh

Eingelegter Knoblauch

1/2 Ltr. Essig (Gurkenmeister), 500 gr Knoblauch, 20 Pfefferkörner, 20 Pimentkörner, 4 Lorbeerblätter, 2 Nelken, 4 Teel. Zucker, 1/4 Ltr. Wasser. Diesen Sud lassen Sie 5 Min. kochen u. legen die geschälten Knoblauchzehen ein. Nochmals kurz aufwallen lassen und in verschließbare Gläser füllen. Über den Inhalt noch einen Teel. Pflanzenöl geben. Das Ganze vier Tage ziehen lassen. Da bei diesem Rezept keine Konservierungsstoffe enthalten sind, wird zum alsbaldigen Verbrauch ge=

raten.
Wenn Sie täglich 3 Knoblauchzehen hiervon essen, tun Sie etwas für Ihr körperliches Wohlbefinden – garantiert ohne Knoblauchgeruch.

Denn des ischt a alte Weisheit:
Wenn s Ärscherl brummt,
isch s Herzerl gsund!

S. Steinhauser

Tannenwipfeln + Löwenzahnhonig

Es hilft gegen Verschleimung + Husten
Das muß man sammeln von 9⁰⁰ - 13⁰⁰ Uhr, weil die meisten Wirkstoffe drinnen sind.
Von den Tannenwipfeln zupft man die jungen Triebe, und von Löwenzahn nur die gelben Köpfe. Man nimmt 2 gleiche Mengen davon und kocht sie in wenig Wasser so ca. 15 Minuten. Presst in einem alten Tuch den Saft aus.
Dann wird das ganze in einen Topf. gegeben und reichlich Zucker od. Kandiszucker zugeben, und leicht köcheln lassen bis es dick wird zu einem Honig, dann füllt man es in Gläser ab.
Man nimmt dann öfter am Tag einen Teel. Honig es lindert rasch die Beschwerden.

Friederike Schaber

Honig gegen Blähungen bei Kleinkindern und Babies

Dazu ein Pfund Honig mit 130 ml abgekochtem Wasser mischen. In eine Flasche füllen und gut durchschütteln. Dann 10 ml Branntwein mit 2 Tropfen Fenchelöl und 1 Tropfen Anisöl (aus der Apotheke) auflösen, alles zum Honig geben und eine Viertel Stunde schütteln. Je einen Teelöffel davon in Babyflasche einmischen. Hält mehrere Wochen. Größere Kinder können auch einen Löffel voll so nehmen.

S. B.

Honig kräftigt

Ein Kräftigungsmittel für ältere Menschen ist:

Ein Viertelee Rotwein mit 3-4 Teelöffel Honig mischen bis Honig ganz aufgelöst ist. Dann 2 Eigelb dazu geben und halbe Zitrone ausgequetscht dazu. Alles gut vermischen und über den Tag verteilt trinken.

Verleiht Flügel! Ausprobieren!

A.B.

Honig einmal anders:

Kräuterhonig

Man nehme eine Handvoll frischer Kräuter, wie

Thymian
Quendel
Majoran
Dost
Schafgarbe
oder Wegerich,

hackt diese klein, und legt sie in Honig ein.

Schmeckt prima und ist gesund!

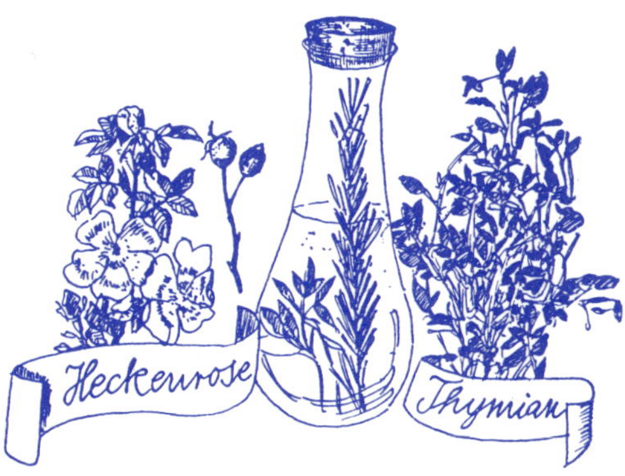

Christine Mayershofer

Meerrettichhonig:

Frisch geriebener Meerrettich und Honig werden zu gleichen Teilen gemischt. Alle 2 bis 3 Stunden 1 Tl davon einnehmen.

Aufgesprungene Lippen:

Mehrmals am Tage die Lippen mit Bienenhonig betupfen. Nicht ablecken!

Hedwig Diebolder

HONIGKUR

Jeden Tag morgens nüchtern Honig essen, heilt Geschwüre.

Honig und Lebertran vermischt auf Wunden hilft heilen.

Honigmilch hilft gegen Verstopfung und bei Magen-, Galle- und Leberleiden. Stärkt auch Nerven, Kreislauf und Herz.

Honig und Milch zu gleichen Teilen gemischt, mit dem Saft einer Zitrone, kräftig geschüttelt, hilft gegen Hautunreinheiten. Jeden Abend Gesicht damit bestreichen.

Ausgepresste Zitrone mit gleichem Teil Wasser und 2 EL Honig getrunken, hilft gegen Schnupfen und Heiserheit.

Honiglikör:

500 g Honig
1/2 l Alkohol (96%)
1/2 l Wasser

Honig in Alkohol auflösen, dabei kräftig rühren. Erst wenn die Honig-Alkohol-Mischung völlig klar ist, 1/2 l abgekochtes Wasser zugeben. Nicht den Honig erst in Wasser lösen, weil sonst die feineren Öle nicht richtig zur Geltung kommen. Ist die Lösung dann noch trüb, durch dickes Filtrierpapier geben. In Flaschen füllen, gut verkorken u. kühl aufbewahren. Der fertige Likör enthält 34% Alkohol.

Hedwig Dieboldér

Honiglikör

500g Honig mit 3/4 l Korn solange verrühren, bis die Flüssigkeit klar ist.

Ruhezeit 6 Wochen

Honiglikör trinkt man im Tee. 1 Gläschen Honiglikör auf ein Glas Tee.
Es ist ein vorzügliches Mittel bei leichter Erkältung und es schmeckt einfach gut.

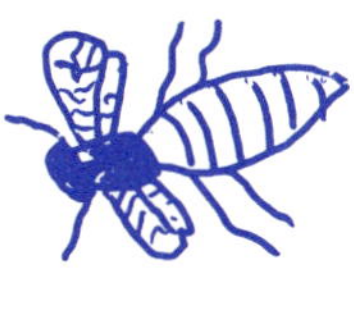

Ortmann Rita

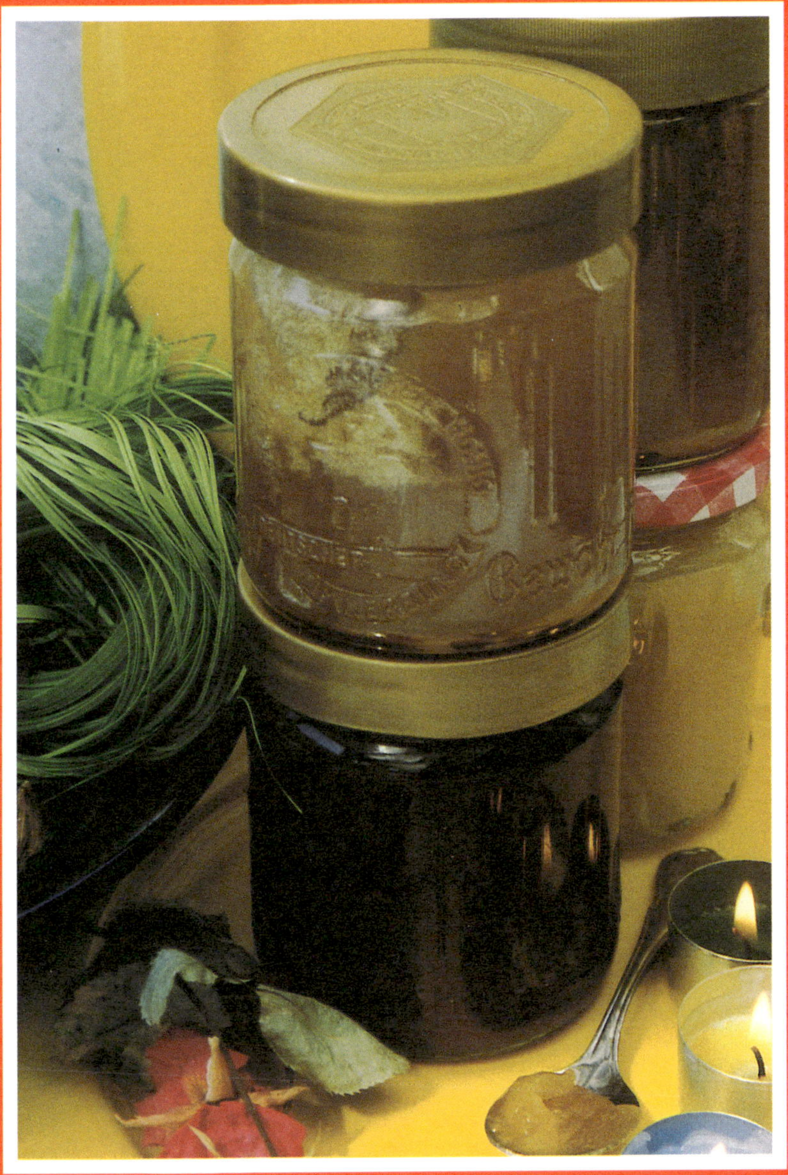

Man darf von den Rosen nicht die Dornen abbrechen,
sonst verwelken sie. Man darf auch von den Rosen,
die uns Gott reicht, nicht die Dornen entfernen.

Tannen honig!

Ganz junge Tannentriebe abzupfen, in wasser dünsten auspressen den Saft mit Zucker kochen bis er Fäden zieht.

Auf 1/2 Liter saft 350 - 375 Zucker geben Nach belieben auch etwas Zitronschale

Veronika Bietsch
Bolsterlang

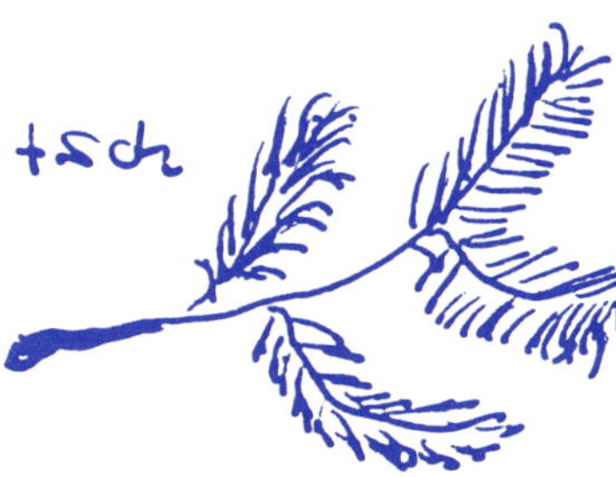

Tannenhonig

Im Frühling die hellgrünen Tannenspitzen pflücken. 2 Liter Tannenspitzen mit 3 Liter Wasser 1 Stunde kochen lassen. Danach Sud abgießen und die Tannenspitzen mit einem Tuch ausdrücken. Auf einen Liter Sud ½ Kg Zucker geben und unter öfterem umrühren kochen lassen bis die Masse braun und dickflüssig wird. Darauf achten daß die Masse nicht zu dick wird.

Der Tannenhonig ist sehr gut für Bronchen und Lungenleiden.

M. L.

Tannen-Wipfel-Honig

1 Kg Tannen-Wipfel
(junge, hellgrüne Triebe von der Fichte)
Soviel Wasser einfüllen bis die Wipfel bedeckt sind und ca. 2 Std. auskochen.
Danach Wipfel und Sud trennen, und den ergebenen Saft mit Zucker einkochen lassen. (1 l Sud => 1 Kg Zucker)
Solange bis der Saft dickflüssigen Honig ergibt.

Tannen-Wipfel-Honig ist sehr gut bei Husten

Das beste aller Schlafmittel ist der Honig, dank seiner beruhigenden Wirkung auf den Körper!

Gutes Gelingen wünschen
Lia, Claudia Grimm, Thalkirchdorf

Fichtennadelsirup

250 g junge Fichtentriebe
1/2 l Wasser
1/2 l Orangensaft
1 kg Zucker
Saft von 2 Zitronen
2 Pck. Vanillezucker

Die gewässerten Fichtentriebe gut abtropfen lassen, mit dem Wasser u. dem Orangensaft in einen Topf geben u. zum Kochen bringen. Den Sud bei mäßiger Hitze 10-15 Min. ziehen lassen u. anschließend durch ein Sieb oder ein sauberes Küchentuch passieren.

Den Sud mit dem Zucker, dem Zitronensaft u. dem Vanillezucker in einen Topf geben u. bei mäßiger Hitze bis zu Sirupdicke einkochen, dabei öfter umrühren.

Den Fichtennadelsirup in dekorative Flaschen o. Gläser füllen u. zum weiteren Gebrauch bereitstellen.
Der Sirup eignet sich besonders zum Süßen von Tees, aber auch zum Mixen von ausgefallenen Drinks.

Dobler Rosi

Löwenzahn - Honig

100 g Löwenzahnblüten ohne Hüll-
blätter

1/2 l Wasser

500 g Zucker

Blütenkörbchen teilen, Blüten herausschneiden. Die äußeren, grünen Hüllblätter schmecken bitter!
Im Wasser 6 Minuten durchkochen, abseihen und ausdrücken. Den gewonnenen Saft in ca. 15 Minuten sprudelnd bis zur Sirupdicke einkochen, heiß in Gläser füllen.

Köhler Roswitha

Extra Tip: Frischer Honig das ganze Jahr über.

Während der Löwenzahnblüte Saft bereiten und in 1/2 l Behältern einfrieren. Daraus kann das ganze Jahr über frischer Honig gekocht werden.
Löwenzahnhonig kann auskristallisieren, im heißen Wasserbad wird er wieder flüssig.

Köhler Roswitha

Löwenzahnsirup

3-4 gehäufte Hände voll Löwenzahnblüten in 2 Liter Wasser gut kochen lassen, abseihen und in den heißen Saft 1½ kg Zucker und den Saft von 2 Zitronen einrühren. Unter ständigem Umrühren die Flüssigkeit so lange kochen, bis eine sirupartige, fadenziehende Masse entsteht. Den Sirup in weithalsige Flaschen füllen. Der so gewonnene Sirup ist, wenn er sorgfältig zubereitet ist, von Honig kaum zu unterscheiden.

Müller Monika

Löwenzahnsirup (honig)

Zwei gehäufte Doppelhände voll Löwenzahnblüten werden mit 1 l kalten Wasser zugestellt und über Nacht stehen lassen. Am nächsten Tag leert man alles durch ein Sieb, läßt abtropfen und preßt die Blüten mit beiden Händen gut aus. In den Saft wird nun 1 kg Rohzucker eingerührt und eine halbe in Scheiben geschnittene Zitrone (falls gespritzt - ohne Schale) dazugegeben. Mehr Zitrone macht säuerlich. Der Topf wird ohne Deckel auf die Herdplatte gestellt. Um alle Vitamine zu erhalten wird nur Stufe 1 eingeschaltet. So verdunstet die Flüssigkeit ohne zu kochen. Man läßt die Masse ein- bis zweimal erkalten, um die richtige Substanz des Sirups feststellen zu können. Er darf nicht zu dick werden, da er nach längerer Aufbewahrung kristallisieren würde, aber auch nicht zu dünn, da er sonst nach einiger Zeit zu säuern beginnen würde. Es muß ein richtiger dickflüssiger Sirup werden, der auf Frühstückssemmel oder Butterbrot ganz herrlich schmeckt.

Variante: 1 Doppelhand Löwenzahnblüten
1 " Tannenwipfel
die gleiche Herstellung

Inge Gramer

Löwenzahnhonig

2 gute Hände voll Löwenzahnblüten mit 1 Liter Wasser kochen über Nacht stehen lassen. Nächsten Tag abseihen durch ein Tuch. Dann eine ½ Zitrone in scheiben dazu geben und 1 kg Zucker ungefähr eine ½ Std kochen, je nach festigkeit 2-3 Tage jeweils wieder holen. Dann in Gläser füllen und verschließen.

Gutes Gelingen

M. Walz

Der weiße Muntermacher

Honig-Milch

¼ ltr kalte Milch, 1 Eßl. Honig
einige Tropfen Zitronensaft
oder 1 Eßl. Orangensaft

Alle Zutaten vermischen, (Rührgerät),
schaumig schlagen.
Mit Eiswürfel u. Strohhalm
servieren.

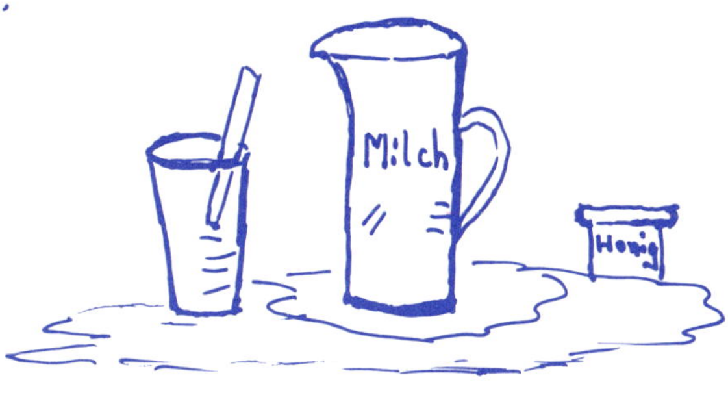

Katharina Müller April 96.

Honiglimonade:

500 g Honig
100 ml Zitronensaft
0,2 l Mineral- oder gutes Brunnenwasser pro Glas

Den Honig mit frisch gepreßtem Zitronensaft vermischen. Je 30 - 40 g dieser Mischung in ein großes Glas geben u. mit Mineralwasser oder reinem Brunnenwasser aufgießen u. gut vermischen.

Honiglimonade ist an heißen Tagen sehr erfrischend, aber auch als Schlaftrunk beliebt u. bekömmlich

Hedwig Diebolder

Honig für schöne Haut

Hautklärend und zugleich erfrischend ist ein Gesichtswasser aus Wasser (am besten destilliert), ca. 1/4 l, 2-3 Eßlöffeln Honig und einigen Spritzern Zitronensaft. Hält kühl gestellt einige Tage.

Eine feine Haut macht eine Creme aus 2 Eßlöffeln Honig, 5 Eßlöffeln gemahlenen Haferflocken und Kamillentee. Auf Hals und Gesicht streichen und nach 20-30 Minuten wieder abwaschen. Bei trockener Haut kann man auch etwas Olivenöl dazugeben.

Und auch aus Quark und Honig macht man eine wohltuende Gesichtsmaske. Etwa 250g mit 2 Eßlöffel Honig und etwas Milch verrühren und eine halbe Stunde einwirken lassen.

Honig

für Gesicht und Körper

Honigbad mit Ringelblumen

200 g Ringelblumenblüten in 1 Liter Wasser 15 Min. kochen. Abkühlen, den Sud mit 10 EL Honig vermischen und ins Badewasser geben.

Erfrischungsmaske

1 TL Honig mit 1 Eigelb verquirlen. Gut auf Gesicht und Hals verteilen. 10 Min. einwirken lassen und mit lauwarmem Wasser sorgfältig abspülen.

Hand-Kur

2 TL Honig mit 2 TL Olivenöl vermischen. Hände damit einmassieren. 20 Min. wirken lassen, abspülen.

Honig-Haarfestiger

Einen TL Honig, einen halben TL Essig und einen halben Liter warmes Wasser mischen. In die Haare geben und frisieren. (klebt nicht).

Fitneß-Drink

3 TL Honig, 2 TL Zitronensaft in ein Glas lauwarmes Wasser geben. Abkühlen lassen und schluckweise trinken.

Körperlotion selber gemacht

Zutaten: 2-3 EL Wasser, 1 TL reiner Honig, 1 Ei, 140 ml Milch

Zubereitung: Wasser und Zucker werden unter Rühren erwärmt, bis das Gemisch zähflüssig wird. Den Topf nun vom Herd nehmen und Eigelb und Milch hinzugeben. Das ganze in ein Glas füllen und in den Kühlschrank stellen. Fertig ist eine Feuchtigkeitscreme, die am besten vor dem Schlafengehen aufgetragen wird, damit sie über Nacht einwirken kann.

Kleopatras Schönheitsgeheimnis

6 EL Olivenöl und $\frac{1}{4}$ l Milch elektrisch vermixen und als Bademittel ins Badewasser geben.

Viel Spaß beim ausprobieren

wünscht Silvia B.

Für Gesundheit und Schönheit!

Hefesuppe

2 Eßl. Butter oder Öl
1 mittelgroße Zwiebel gehackt
3 Eßl. Mehl
1 l Wasser oder Fleischbrühe
Salz, Pfeffer, ev. Brühwürfel
2 Eßl. saurer Rahm oder Creme fraiche
2 Eßl. frische Kräuter gehackt
geröstete Semmelwürfel (2 Semmeln)

Zubreitung:

Die gehackten Zwiebeln in heißem Fett glasig dünsten, die Hefe darin verlaufen lassen, mit Mehl stauben, aufgießen, mit Schneebesen gut durchrühren, ca. 3 Minuten leise kochen lassen, abschmecken.
Vor dem Anrichten Rahm oder Creme fraiche dazugeben, Kräuter darüberstreuen, Semmelwürfel extra dazu reichen.
Geht ganz schnell und schmeckt prima!
Hefe pflegt Haut und Nerven!
Ganz guten Appetit wünscht

Brigitte Rauh

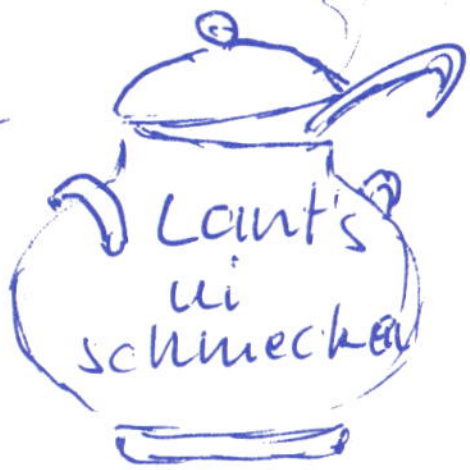

Wie wäre es mit einer

APFELESSIG-REINIGUNGSCREME?

Als Zutaten benötigt man 1Ei, 1EL Apfelessig, ½ TL Zucker und 8EL Olivenöl. Eigelb, Essig und Zucker werden gut verrührt, und nach und nach wird das Öl zugegeben, bis das Produkt eindickt und cremig wird. Die Reinigungscreme kann nun auf die Haut gerieben und danach mit lauwarmen Wasser wieder abgewaschen werden.

GUTES

GELINGEN

wünscht Silvia B.

Mille-Fleurs-Gesichtswasser

50g Rosenwasser
50g Orangenblütenwasser
25g Hamameliswasser

Alle 3 Zutaten in eine Flasche füllen und schütteln.

Mille-Fleurs-Wasser ist ein mildes Gesichtswasser für alle Hauttypen. Es erfrischt die Haut und soll nach jeder Gesichtsreinigung angewendet werden.

Barbara Schön

Gesichtswasser

1 Eßl. getr. Kamillenblüten
1 Eßl. getr. Rosmarinblätter
2 Eßl. getr., geschn. Thymiankraut
200 ml destilliertes Wasser
50 ml 96%iger Weingeist

Alles in eine Flasche füllen u. gut verschließen. Für ca. 1 Woche stehen lassen. Filtern und die Pflanzenrückstände ausschütten. Die Flüssigkeit in ein sauberes Gefäß gießen.

⇒ Dieses Gesichtswasser können Sie zur täglichen Hautpflege verwenden, besonders empfehlenswert bei unreinem Teint.

Rosi Dobler

Kamillen - Gesichtswasser

50 g Hamameliswasser Kamillentee oder
50 g Rosenwasser Schwarzer Tee-Beutel
20 Tropfen Kamillentinktur für die Augen

Kamillentinktur Zubereitung:

25 g getrocknete Kamillenblüten
100 g Alkohol (70%)

Kamillenblüten in eine dunkle Flasche geben und mit Alkohol übergießen. Gut verschlossen 3-4 Wochen an der Sonne stehen lassen und regelmäßig durchschütteln. Anschließend durch ein feines Sieb seihen.

(Linderung bei Insektenstichen, bei Zahnfleischentzündung und Halsentzündungen)

Zubereitung:

Geben Sie alle Zutaten in eine Flasche und schütteln Sie kräftig durch.

Verwendung:

Das Gesichtswasser eignet sich durch seinen Heilwert besonders für unreine und leicht entzündliche Haut. Für Männer ist es gut nach der Rasur geeignet.

Anette Stefanz-Neher

Hautjucken im Gesicht:

Frisches Eiweiß ins Gesicht einpinseln, trocknen lassen. Dann nochmals Eiweiß darüber pinseln und das Ganze einige Zeit drauf lassen, bis es ganz trocken ist. Das Gesicht mit gut warmem Wasser waschen und die Prozedur so oft wiederholen bis der Juckreiz verschwunden ist.

Hautpilze:

Die befallenen Stellen mehrmals täglich mit gutem Obstessig betupfen.

Rosenöl für Gesichtswasser Hspo
Honig und Zitrone für Gesicht

Brennessel-Wurzel-Haarwasser

Eine Handvoll gewaschene, feingeschnittene Brennesselwurzeln in ein gut verschließbares Glas geben u. mit einem guten Weinessig (keine Essigessenz) übergießen.
Das Glas ca. drei Wochen lang an die Sonne stellen (tägl. schütteln) und dann abseihen.

Nach d. Kopfwäsche ins gut gespülte Haar einreiben.

Dobler Rosi

Birken - Haarwasser

30 g Birkenblätter; 250 g dest. Wasser; 75 g Alkohol 90 %; 1 g Borsäure

Birkenblätter fein hacken, mit dem dest. Wasser aufkochen. Abkühlen lassen u. abseihen. Mit den restl. Zutaten in eine Flasche geben, gut schütteln u. verschlossen aufbewahren.

Gut bei Haarausfall!

Dobler Rosi

Brunnenkressespülung

Eine Handvoll Brunnenkresse fein hacken. Mit einer Mischung von 1 Eßl. Obstessigg und 1/2 l Wasser übergießen.
Über Nacht stehen lassen, abseihen, und im gewaschenen Haar und auf der Kopfhaut einmassieren. Nicht mehr ausspülen.

Gut gegen brüchiges und schütteres Haar.

M. Kögel

Packung gegen poröses Haar

Zutaten: 2 frische Eier
75 ml Weizenkeimöl
15 Tropfen Zitronensaft

Zubereitung: Eiweiß und Dotter vermengen, mit Weizenkeimöl gut verrühren. Zum Schluß etwa 15 Tropfen Zitronensaft beigeben. Das Ganze in die gewaschenen Haare kneten, eine halbe Stunde warm halten, gut ausspülen.

Spezialkur gegen fettige Kopfhaut

Zutaten: von 1 frisch gepreßten Zitrone den Saft

Waschen Sie Ihr Haar, scheiteln Sie es immer wieder, und tragen Sie mit einem Q-Tip den Saft direkt auf die Kopfhaut auf. möglichst keinen Saft auf das Haar bringen. Trocknen lassen. Erst beim nächsten Haarewaschen auswaschen. Riecht nicht unangenehm. Regelmäßig über mehrere Wochen wiederholen.

Müller Moni

Birkenessig

1 gute Handvoll frische Birkenblätter mit 1 l Apfelessig übergießen und 1 Woche an einem warmen Platz ziehen lassen, ab und zu schütteln; abfiltern, Pflanzenteile gut ausdrücken, etwa 20 Tropfen ätherisches Öl zufügen (etwa Lavendel oder Kamille). Nach jeder Haarwäsche 1 Teil Birkenessig mit 3 Teilen Wasser verdünnt zur Spülung und Massage gebrauchen.

„Schenkt den Haaren Glanz und der Kopfhaut wunderbare Massage!"

Luise Rommel

Haarpflege

Haarpflege mit Kamillenabsud macht das Haar leicht, duftig und glänzend. Eine Handvoll Kamillenblüten brüht man mit 1 Liter Wasser ab, eine halbe Minute ziehen lassen, abseihen und mit dem Absud das Haar waschen. Das Haar wird nach der Kopfwäsche nicht mehr gespült.

1 Eigelb, 1 Eßl. Zitronensaft und etwas Olivenöl.

Anita S.

Für die Haare:

Eigelb-Shampoo bei Schuppen

50 ml Weinbrand, 3 Eier und 200 ml Shampoo vermischen, in Flasche füllen (4-6 Wochen haltbar) und damit nach der Wäsche ins Haar kneten, nach 1/4 Stunde auswaschen.

Lavendel-Essig für fettendes Haar

1 Liter Essig auf etwa 100 g Lavendelblüten und etwa 50 g Salbeiblätter gießen. Flasche verschließen und 2 Wochen an die Sonne stellen. Dann filtern und wieder abfüllen (4-6 Monate haltbar). Lavendel-Essig für Anwendung mit Wasser mischen (etwa 10 ml auf 1 Liter Wasser) und das Haar damit spülen.

Bei HAARAUSFALL

hat sich bewährt:

Regelmäßig Bierwäsche

Kräftigt das noch verbliebene Haar. Haare naßmachen 100 ml Bier einmassieren, 1/4 Stunde wirken lassen. Ausspülen. Nochmal 100 ml Bier auf die Kopfhaut. Kämmen und Bier eintrocknen lassen. Riecht nicht!

Zwiebel

sind auch ein bewährtes Haarwuchsmittel. Kräftigt das Haar und macht es fülliger. Mit halbierter Zwiebel etwa 1/4 Stunde Kopfhaut massieren. Dann mit Schampoo nachwaschen.

Ein paar Haarpflegetips

Haarausfall:

Es ist kein Wundermittel und läßt auch die Haare nicht verstärkt wachsen, aber es stoppt den Haarausfall.

1 Handvoll Brennesselwurzeln in
1/2 l gutem Weinessig
10 min. im zugedeckten Topf kochen lassen, abkühlen, abseihen und filtrieren.
Täglich einmal damit die Kopfhaut einmassieren!

Sprödes Haar:

2 Handvoll Zitronenmelisse in
1 l kaltem Wasser ansetzen
15 min. köcheln
15 min. ziehen lassen und abseihen
1 EL Essig dazugeben
Nach dem Haarewaschen als Spülung verwenden.
(Auch mit Brennessel- oder Kamillenblätter möglich)

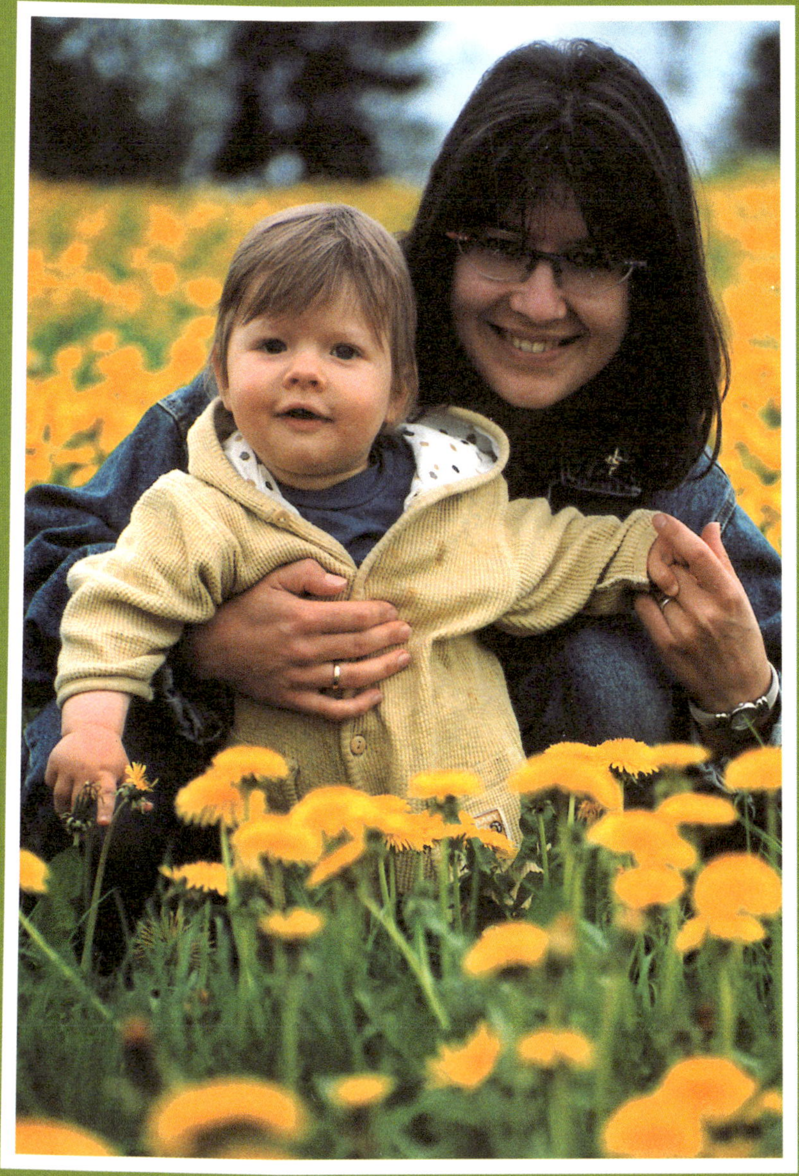

Warum können Engel fliegen? Weil sie sich leicht nehmen.
Wer den Tag mit Lachen beginnt, hat ihn schon gewonnen.
Lachen ist für die Seele dasselbe, wie Sauerstoff für die Lungen.

Lavendelöl

2-3 Handvoll Lavendelblüten ca. 0,2 reines kaltgepreßtes Olivenöl

Die Blüten in eine helle saubere Glasflasche füllen u. mit dem Öl aufgießen bis alles gut bedeckt ist. An einem sonnigen Platz 4-5 Wochen durchziehen lassen, ab u. zu durchschütteln. Dann abfiltern u. möglichst in dunkle Fläschchen füllen.

Das Lavendelöl wird äußerlich angewendet bei Nerven-Kopf u. neuralgischen Schmerzen, es wirkt beruhigend u. kräftigend. Ein paar Tropfen ins Badewasser ist eine feine Sache

......

R. Nadler

ROSEN

Jeder hat Rosen im Garten. Aus den Blüten kann man (egal welche Sorte und Farbe) manches machen:

zB Rosenessig:

100 g Rosenblütenblätter 10 Tage in 1 Liter Essig ziehen lassen; Durchseihen und in lichtundurchlässige Gläser füllen. Kann man für Salatsoßen verwenden, mit Wasser verdünnt auch als durstlöschendes Getränk. Außerdem gut zum Desinfizieren kleiner Wunden.

Rosenhonig:

1 Liter Wasser kochen, 250 g Rosenblütenblätter (duftende) dazu, 10 Min. kochen, dann noch 1/4 Stunde ziehen lassen. Pürieren und unter 1,5 kg Honig rühren. In Gläser füllen, verschließen.

gut zum Süßen von Milch und Tee, aber auch zum Cremen aufgesprungener Lippen, und in warmem Wasser aufgelöst auch gut zum Gurgeln.

Rosenbad:

Rosenblütenblätter sammeln, im Schatten trocknen, in Gläsern aufbewahren. Je eine Handvoll ins Badewasser.

Rosenblütencreme:

2 kg Blätter sammeln, aus 2 kg Zucker, 1/2 l Wasser Sirup kochen mit Blütenblättern weitere 10 Min. kochen, durch Sieb streichen, 100 ml Kirschwasser drunter rühren, Creme in Gläser füllen und verschließen. Für Tees und allerlei Süßspeisen.

Rosenlikör:

300 g Rosenblütenblätter vermixen, mit 1 Liter Weingeist in dichtes Gefäß geben und 10 Tage ziehen lassen. Zuckersirup dazugeben, durchseihen und in Flaschen füllen.

Johannisöl - Allwettercreme

Nacht - Schutz und Handcreme

Wir besorgen aus der Apotheke:

75g weiße Vaseline
75g Wollwachs
5g Vaselineöl
5g Advocadoöl
5g Johannisöl (eigenes)
5g destilliertes Wasser
3 Tropfen Bergamottöl
2 Tropfen Orangenöl

Vaseline und Wollwachs schmelzen, mit dem auf 70° erhitzten destillierten Wasser mischen, die Öle dazugeben. Gut umrühren. In Töpfchen abfüllen.

„Wenn dir die Ärzte erspart bleiben sollen, so mögen dir diese drei Ratschläge als Ärzte dienen:
Ein heiteres Gemüt, Ruhe und mäßiges Essen."

Cl. Liffl

Coldcreme (cold = kühl)

eine relativ fette Nachtcreme, die auf der Haut angenehm kühl wirkt. Eine klassische Creme aus dem Mittelalter.

Für die Fettphase:

10 g Bienenwachs (für weiße Creme gebleichtes Wachs)
10 g Walrat-Ersatz, 1,5 g Cetylalkohol
90 g Mandelöl (oder Avocadoöl)

Zutaten in einem Becherglas im Wasserbad zusammenrühren, bei etwa 80° ist alles geschmolzen. Weiterrühren bis die Masse abgekühlt und zähflüssig ist.
Die fertige Fettphase hält sich gut verschlossen im Kühlschrank mind. ein halbes Jahr.

Zur eigentlichen Cremeherstellung erwärmen Sie 30 g der Fettphase in einem kleinen Gefäß im Wasserbad auf etwa 80°. Separat wird 15 g dest. Wasser auf etwa 80° erhitzt und unter eifrigem Rühren langsam in das flüssig gewordene Fett gemischt. Rühren Sie bis die Creme erkaltet ist, sollte sie gerinnen einfach nochmal erwärmen. Kurz bevor die Creme völlig erkaltet ist, können Sie einen Tropfen Parfümöl Ihrer Wahl einrühren. Die fertige Creme in ein passendes Töpfchen abfüllen, sie hält sich gut verschlossen ca. 4 Wochen. Am besten mit Datum versehen. Dieses alte Rezept ist vielleicht eine Alternative für allergiegeplagte Menschen, denn Sie können alle Inhaltsstoffe auf Verträglichkeit prüfen. Regina Althaler

Milchbad

2 l Milch oder Buttermilch
lauwarmes Badewasser
3 Eßl. Bienenhonig

Honig gut verteilen oder in der Milch auflösen; mit dem Badewasser mischen.

Diesem Bad entsteigt man mit einer Haut wie Milch und Honig!

Im Frühling ist die Haut oft trocken und spröde geworden, durch trockene Zentralheizungsluft und den großen Innen- und Außentemperaturunterschiede.

M. Kögel

Milchbad

Für strapazierte und trockene Haut!

1/4 l Milch mit
6 Eßl. Olivenöl

verquirlen und ins Badewasser geben.

Temperatur: 36° - 38°C
Badedauer: ca. 15 - 20 Min.

G. Prinz

Warme Vollmilch wirkt Wunder bei der Augenpflege. Regelmäßig etwas Milch auf einem Wattebausch aufs Auge gelegt macht schöne und wache Augen.

Quark baut die Haut auf.
Für junge, fettige Haut hilft:
3 Eßlöffel Quark 1 Eßlöffel Vollmilch und 50 g frisches Sauerkraut vermischen und 20 Minuten auf Gesicht und Hals auftragen.
Für reife Haut:
3 Eßlöffel Quark mit 1 Eidotter, 1 geschlagenen Eiweiß und 1 Eßlöffel Traubenzucker sowie etwas Zitronensaft vermischen. Halbe Stunde wirken lassen.

Simone Mair

Badeöl

Pfefferminze, Lavendel, Rosmarin, Tymian und Melisse sind ausgezeichnete Badekräuter.

Ca. 2- 3 Handvoll frische Kräuter (Blätter und Blüten) in eine bauchige Flasche geben und mit einem 1/2 Ltr. reinem Pflanzenöl übergießen. Die verkorkte Flasche 3- 6 Wochen auf eine warme, sonnige Fensterbank stellen. Öfters schütteln und zum Schluß filtern. Das fertige Kräuteröl kühl und dunkel aufbewahren.

Zum Einreiben benützen.
Besonders wirksam als Badezusatz (1 Eßl. Öl auf ein Vollbad.)

Für schönes Haar

200 g Brennessel, 1/2 Ltr. Essig, 1 Ltr. Wasser eine 1/2 Stunde kochen.

3 x wöchentlich in die Kopfhaut reiben.

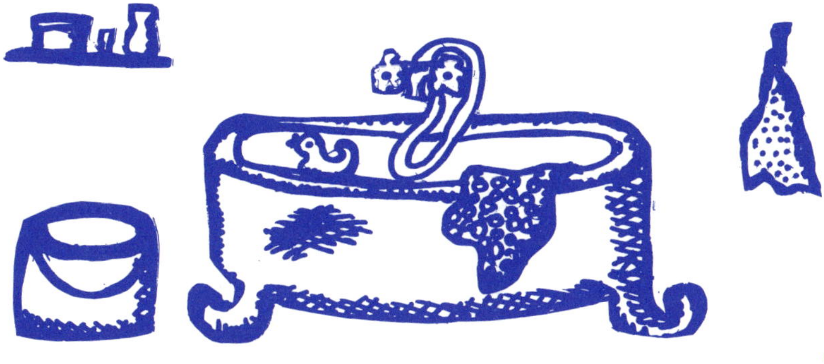

J.B.

Gesunde Natur in der Wanne

In einen Perlonstrumpf können Sie sich nätürliche Badezusätze selber zubereiten Das geht ganz einfach. Die Wanne mit heißem Wasser vollaufen lassen, den Strumpf mit der Füllung 5 Minuten darin ziehen lassen dann herausnehmen.

Milchpulver: 4 Eßlöffel davon in den Bade Strumpf – das macht die Haut weich und reinigt die Poren.

Pfefferminze: Nehmen Sie 3 Eßlöffel, das gibt der Haut Feuchtigkeit und enspannt die verkrampten Muskeln

Schwarzer Tee: 2 Eßlöffel in den Strumpf. Fördert die Hautdurchblutung und hilft bei der Entgiftung des Körpers.

Kamille: 3 Eßl. davon in den Str. das entspannt heilt die Haut spendet Feuchtigkeit.

Salz: 4 Eßl als Badezusatz straffen die Haut reinigen sie und entspannen den Körper.

A. Riegele

Entspannung finden im

Melissenölbad

gerade bei trockener Haut eine gute Alternative zu Schaumbädern

80 ml Basisöl z.B. Sonnenblumenöl, Sesamöl
5 g Melissenöl oder Citronella
2 g Orangenöl
2 g Nelkenöl
1 g Rosenöl
10 g Emulgator z.B. Oxypon aus der Apotheke oder Fluidlecithin von Spinnrad

Bei Verwendung des Badeöls mit der Seife sehr sparsam umgehen, sie hinterläßt kein angenehmes Gefühl auf der Haut. Der Emulgator macht das Öl wasserlöslich, wodurch es in gewissen Grenzen auch den Schmutz löst.

Tip: In einem kleinen Meßbecher mit 2ml-Teilung lassen sich die Zutaten leicht abmessen.

Einen angenehmen Badespaß wünscht

Regina Althaler

Bei Verspannungen oder
Bandscheibenschäden (zum Beispiel bei langem Traktorfahren) hilft ein

Sitzbad

aus

Zinnkraut:

Auch bei Stoffwechselbeschwerden, Ödemen, Wechseljahren, Arthrosen.

100 Gramm Zinnkraut dazu mit einem Liter Wasser kochen, eine Stunde ziehen lassen und ins Badewasser geben.

Frisches Zinnkraut über Nacht einweichen (braucht man dann aber mehr davon).

von Kerstin Kuhn

HEUBLUMEN

enthalten viele gute Wirkstoffe, die bei vielen Stoffwechselleiden und rheumatischen Erkrankungen Linderung verschaffen, weil sie entzündungshemmend und schmerzlindernd wirken.

Man kann darin Baden (als Badezusatz verwenden) oder ein Heublumensäckchen (dazu Blumen in Leinen nähen und in Wasserdampf ausdämpfen) auf die kranke Stelle legen. Bis zu 2 Stunden und dabei gut zudecken.

Holunderblüten-Fußbad

5 Dolden Holunderblüten

1 Handvoll Pfefferminzblätter

1 l Wasser

Alle Zutaten aufkochen, abkühlen lassen, einem lauwarmen Fußbad beigeben.

Badezeit ca. 10 Minuten

bei geschwollenen, überanstrengten Füßen.

Ch. Kegel

Fußpuder

Zutaten in der Apotheke erhältlich:

5g Gerbsäure, 30 g Talkum, 10 g Bolus alba
5g Zinkoxyd

Am besten gleich in der Puderdose abwiegen, gut verschließen und kräftig durchschütteln.

Ein angenehmes Mittel, wenn man leicht heiße Füße bekommt – vor allem in Arbeitsschuhen oder Bergschuhen.

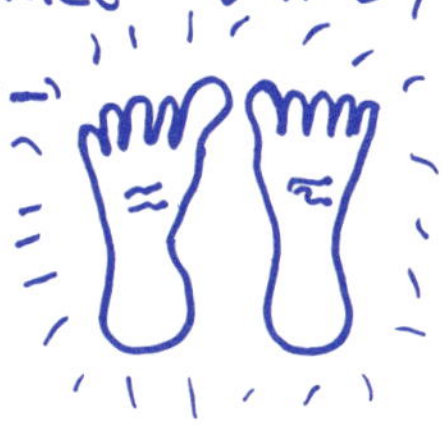

Dieses Rezept widmet Ihnen mein Mann – Häuptling „qualmende Socke"!

Regina Althaler

Zwiebelscheiben

bekämpfen den Juckreiz
bei Insektenstichen
und bringen Kühlung.

Zitronenscheiben

reinigen die Hände
und machen rissige Haut
wieder weich und geschmeidig.

Tomatenscheiben

ziehen Splitter aus der Haut,
dazu für einige Stunden mit einem Tuch auf
die betreffende Stelle binden.

Tips von Kerstin Kuhn

MIT LEINSAMEN HABEN WIR IMMER UMSCHLÄGE FÜR UNSERE KÜHE GEMACHT. HEUTE WEISS ICH, DASS ES AUCH UNS MENSCHEN HILFT.

BEI HAUTAUSSCHLÄGEN, GESCHWÜLSTEN, GÜRTELROSE, SCHUPPENFLECHTE, LEBER-, BLASEN-, MAGENPROBLEMEN, VERSTOPFUNG, HALSWEH, MUNDENTZÜNDUNGEN UND AUCH BEI VERBRENNUNGEN/SONNENBRAND.

ENTWEDER REGELMÄSSIG (UNTERGEMISCHT) MITESSEN, ALS AUFGUSS ZUM TRINKEN UND GURGELN ODER ALS SÄCKCHEN (LEINSAMEN DAZU ZERQUETSCHEN), DAS ZUVOR 10 MIN IN HEISSES WASSER GEHÄNGT WURDE, AUFLEGEN.

Wirkt bei Tieren aber auch bei uns Menschen:

BOCKSHORNKLEE

bei Furunkeln und Abzessen

2 Esslöffel gemahlenen Klee aus der Apotheke mit heißem Wasser zu Brei rühren, auf Tuch streichen und so heiß wie möglich Auflagen machen.
Hilft auch bei Mumps oder Geschwülsten.

Kartoffeln

für Hals und Hände

Bei BRONCHITIS macht man ein Kartoffelsäckchen mit einem Pfund weichgekochten Kartoffeln in einem Kissenbezug oder ähnlichem. Darin zerdrückt man die Kartoffeln und legt sie noch heiß auf den Hals oder die Bronchien. Gut zudecken. Hilft auch bei Bauchschmerzen und überall, wo Wärme wohltut.

Für RAUHE HÄNDE nimmt man Kartoffelpüree. Noch heiß mit Sahne verrühren. Dick auf die Handrücken aufstreichen und mit heißen Kompressen bedecken. Eine halbe Stunde ausruhen und die Wirkung genießen.

Schuppenflechte

10 g Eichenrinde
30 g Weidenrinde
40 g Wiesengeißbart
20 g Erdrauch
20 g Walnußschale
30 g Schöllkraut
50 g Brennessel
30 g Ehrenpreis
30 g Ringelblume
20 g Schafgarbe

Alle Kräuter gut mischen, pro Tasse rechnet man einen Teelöffel Kräuter, drei Minuten ziehen lassen. Gut wäre frische Kräuter zu verwenden. Man trinkt täglich schluckweise auf den ganzen Tag verteilt 1 ½ - 2 Liter von diesem Tee. Jeder Schluck wird sofort vom Körper aufgenommen und verarbeitet.

Lang Anita

Auch DEOS
kann man gut selbermachen !!!

<u>Mit Lindenblüten:</u>

Dazu getrocknete Blüten und getrocknete Efeublätter in Wasser legen (warmes) und nach zwei Tagen mit halb soviel Weingeist und einigen Tropfen Melisseöl vermischen. In Sprühflasche gegeben ca. ein halbes Jahr haltbar.

<u>Oder Salbei:</u>

Dazu Salbei- und Rosmarinblätter einweichen, mit Weingeiust und Zitronenöl und Salbeiöl mischen.

Aus meiner Kindheit:

Tip meiner Oma:
Da wir seit 60 Jahren Bienen zuHause haben u. schon als Kleinkinder ständig Erkälted u. an den Bronchien erkrankt waren, gab uns unsere Oma immer:
Heiße Zitrone mit etwas Honig (Getränk) od. Honig mit ein paar Tropf. Zitrone als z.b. Hustensirup.
Oder sie mischte uns etwas Thymian (fein zerkleinert) in den Honig, das besonders wohltuend für die Bronchien war.

Petra Noll

Bei Wespen- od. Bienenstich Zwiebel halbieren (roh) u. auf Stichstelle legen od. einreiben

Petra

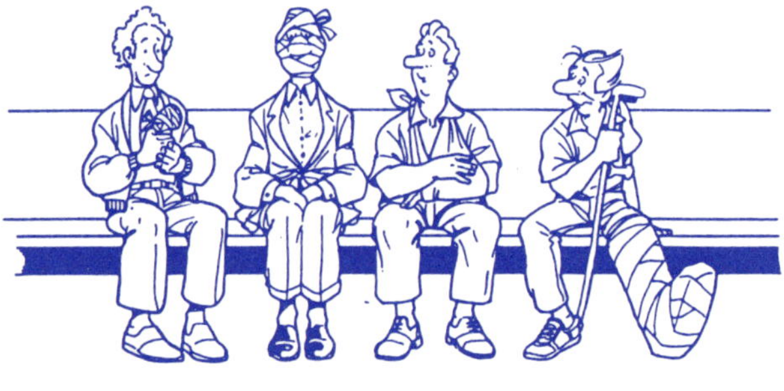

Gesundheitstip

Knoblauch gegen Warzen od. Hühneraugen.

Knoblauch schälen und mit der Knoblauchpresse zerdrücken. Diese Masse dann auf die Warze od. das Hühnerauge aufstreichen. (Gesunde Haut zum Schutz evtl. vorher mit Pflaster zukleben). Dann großes Pflaster darauf geben

Am besten Nacht's, da die Pflaster Tags über evtl. im Schuh drücken.
Ca 2 Wochen lang anwenden

Petra Noll

(Habe ich im Bekantenkreis erzählt bekommen, selbst noch nicht angewandt

Petra Noll, Litzau 2,
86989 Steingaden

Brand löschen !

(bei Verbrennung oder Verbrühung)

Unsre liebe Frau geht durchs Land
und hat den feurigen Brand in der Hand.
Gott Vater, Gott Sohn,
Gott der heilige Geist, Gott heils.

Dreimal beten, bei jedem Gebet das Kreuzzeichen
über die Wunde machen,
und dreimal in einem Atemzug anhauchen.
Zum Schluß drei „Vater unser" beten.

Blut stillen!

O glückselige Wunde,
o glückselige Stunde,
o glückseliger Tag,
wo Jesus Christus geboren ward.

Dreimal beten, jedes Mal nach dem Gebet das
Kreuzzeichen machen und zum Schluß
drei „Vater unser" beten.

Bei Hautausschlägen oder Flechten

Betroffene Hautstellen öfter mit Schweineschmalz einreiben und außerdem drei Samstage hintereinander beten:

Heute ist Samstag,
der Juden ihr Sabbat.
Sie essen das Fleisch
und meiden das Schwein,
hör auf und laß das Beißen sein.
Im Namen der allerheiligsten
Dreifaltigkeit.
Gott Vater + Gott Sohn + Gott Hl. Geist
Christi Kreuz, Christi Blut
ist für jede Heilung gut.

S. S.

Löwenzahn-Saft

hilft gegen Warzen

Wenn man Stengel und Blätter pflückt, tritt weiße Milch aus, damit so oft wie möglich Warzen betupfen.

Hilft meistens. Man muß auch daran glauben!

Gegen Warzen:

1 Handvoll Zinnkraut (es kann auch das hohe, sumpfige Zinnkraut verwendet werden, das zum Trinken nicht geeignet ist), in einen 5 l Topf geben, kaltes Wasser darüber, aufkochen lassen, abkühlen lassen und den betroffenen Körperteil darin baden, oder! ein Stück Leinentuch eintunken und die Warzenstelle immer wieder damit waschen, täglich 1 mal. Das Zinnkrautwasser kann noch 3-4 mal verwendet werden.

E. M.

Watzen und Rannen
wegmachen bei Menschen, wie bei
Tieren.
Schwarze Wolle nehmen, mehr Knöpfe
hineinmachen als Rannen oder Watzen.
Die Wolle unter einen Stein legen wo
das Wasser darüber läuft, damit sie
verfaulen kann.
Alles bei abnehmenden Mond machen
3 Ehre sei Gott dem Vater dazu
beten.
Jeder Mensch der Watzen hat muß
1 Kreuzzeichen über die Watze ma-
chen und Ehre sei Gott dem Vater
dazubeten; und zwar täglich.

Man muß daran glauben sonst
hilft es nichts!

von Oma
Frieda Schmölz 1970

Warzen abbeten!

Das hat nichts mit Hockus=pockus zu tun, sondern ich habe es von meinem Schwieger=vater übernommen.

Für jede Warze einen Knopf in ein Bindegarn knüpfen, an einem Freitag zwischen 11 Uhr - 12 Uhr wo die Traufrinne ab=läuft und keine Sonne hinscheint vergraben.

Für jede Warze 1 Vaterunser und 1 Ave Maria beten.

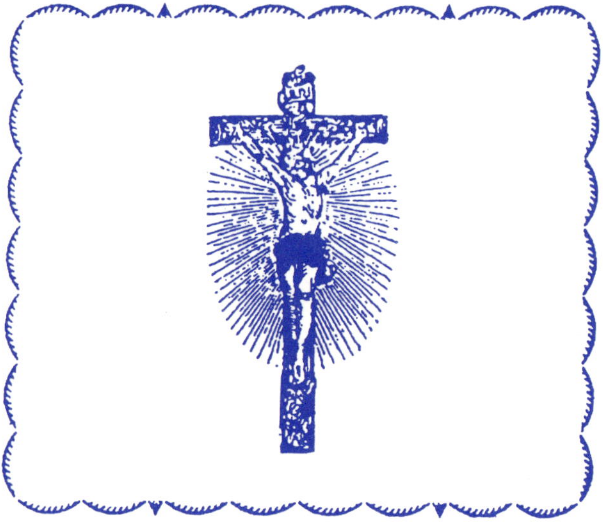

J. † N. † R. † J.

Uraltes

kräftiges Gebet und Segen

wider das Ungewitter.

Jesus Christus, der König der Glorie ist gekommen in Frieden † Gott ist Mensch geworden † und das Wort ist Fleisch geworden † Christus ist von der Jungfrau geboren worden † Christus hat gelitten † Christus ist gekreuziget worden † Christus ist gestorben † Christus ist vom Tode auferstanden † Christus ist gen Himmel gefahren † Christus überwindet † Christus herrschet † Christus gebietet † Christus wolle uns vor allem Blitz und Donner beschützen † Christus ging mitten durch sie in Frieden † und das Wort ist Fleisch geworden † Christus ist bei uns mit Maria † fliehet ihr widrigen Geister, denn der Löwe von dem Geschlechte Juda, die Wurzel David, hat überwunden † heiliger Gott † heiliger starker Gott † heiliger unsterblicher Gott † erbarme dich unser.

C. † M. † B. †

3 Vater unser und Ave Maria.

Zum Schluß ein altes wohlerprobtes Rezeyt
für ein eheliches Menü

Man nehme 1000gr Liebe, Güteklasse I,
250gr Schmelz eines lauteren Herzen
250gr gutes Aussehen und Gesundheit
250gr Zärtlichkeit
7 Eßlöffel überwundener Fehler
500gr Selbvergessen
500gr Freude
dazu eine nicht geringe Prise Humor
nochmals 7 Eßlöffel süßer Argumente
mehrere Tassen voll gütigem Vergeihens
und immer beständig dazugebend
Weingläser voller Treue.
Das Ganze = man lasse es ein Leben
lang geduldig kochen = ergibt eine Speise
die schmecken und glücklich machen tut.